タメイキは
最高のゼイタク♥
HAPPYな毎日を送るための
呼吸法

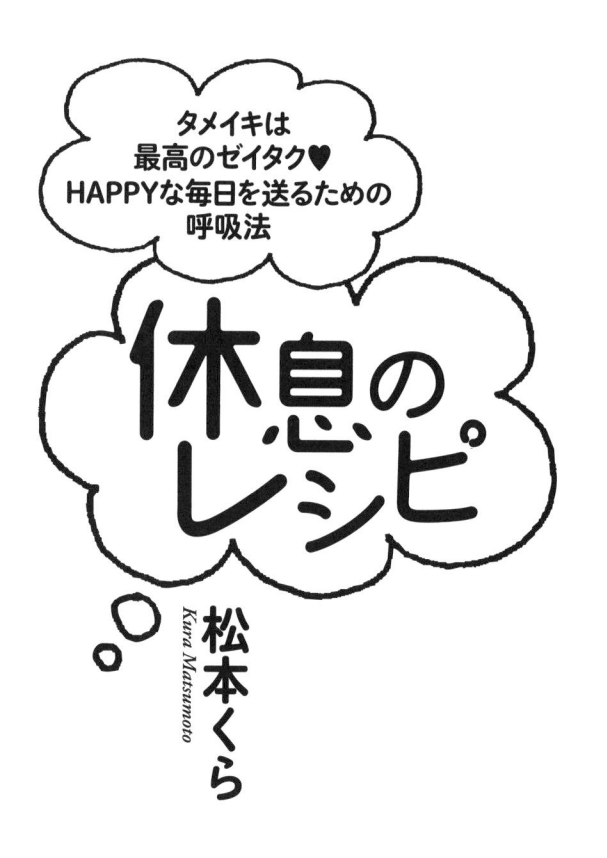

休息のレシピ

松本くら
Kura Matsumoto

BAB JAPAN

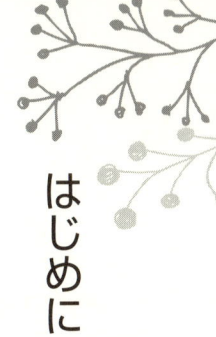

はじめに

息抜き、息休め、一息つく、息を呑む、息が上がる、息が詰まる、息を凝らす、息を潜める、息が長い、息を吹き返す、息の根を止める、息を弾ませる、虫の息、青息吐息……。

どの言葉からも、息の状態と共に、折々の心とからだの状態が伝わって来ます。

息が、心とからだの状態と関わっていることを、私達は「ごく自然に理解している」ので、何世紀も前から、これらの言葉を使い続けているのでしょうね。

そうした「息」を、意識して使ったことはありますか？

意識して使うことで、逆に、心とからだの状態を変えた体験は、おありですか？

息の仕方を変えることで、安心したり、元気になったり、悩み事が吹き飛んで安らかな気持ちになったり……。

この〈休息のレシピ〉は、その体験と面白さを分かち合いたくて、書きました。

1章の24個のレシピは、「息」の小さな知恵と実践で成り立っています。

まずは、「やってみようかな」と心が動いたものを、やってみてください。

その実践が、体験を生み、「これはどうだろう？」と、他を試したくなると思います。

日々の暮らしのなかに「効果的に休息を取り入れること」がテーマですから、

「頑張る」のではなく、「ごく気楽に」行うことを忘れないでください。

いくつかトライして、「息」の面白さを感じられるようになったら、2章以降へお進みください。


「息体験」の奥深さが、吐く息のアンシン、吸う息の元気、休息の平安、と章を追って展開し、最後は、〈プチ涅槃〉の境地にまで、体験は深まります。

「息」は、からだと心と自分をつなげ、世界やヒトとのつながりへと、開かれているからです。


繰り返しになりますが、どうか真面目になりすぎませんように。

心や肩に力が入ってしまうと、精妙は「息のひろがり」が、指の間から零れ落ちてしまうのです。

私は、30年以上、ヨガを学び、教え、からだと出会う日々を重ねる内に、「息」こそが、自分と仲良くなり、この世界と仲良くなるための、素晴らしいギフトだと確信しました。

皆さまが、この素晴らしい天然のギフトを受け取ってくださることを祈っております。

松本くら

CONTENTS

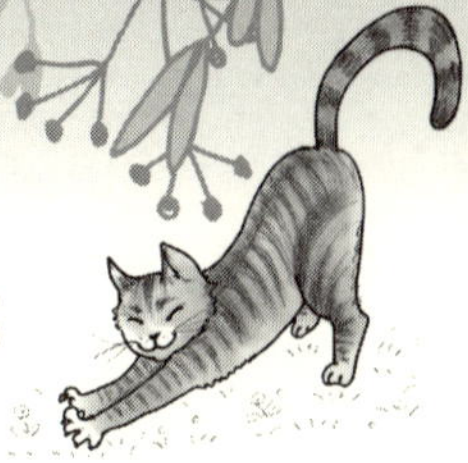

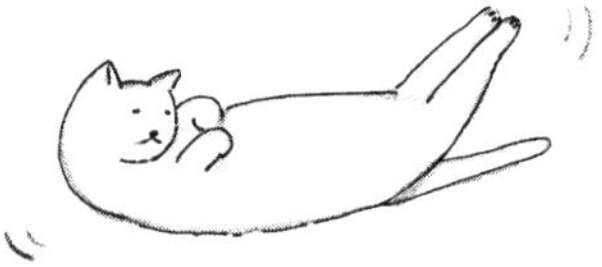

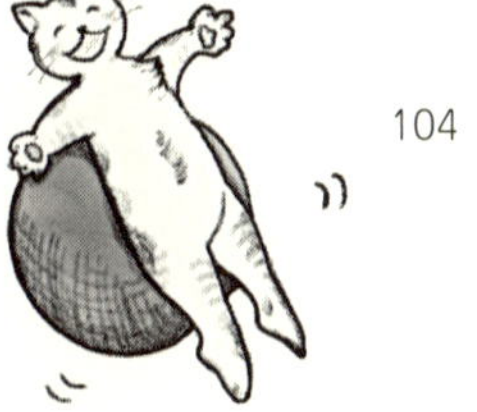

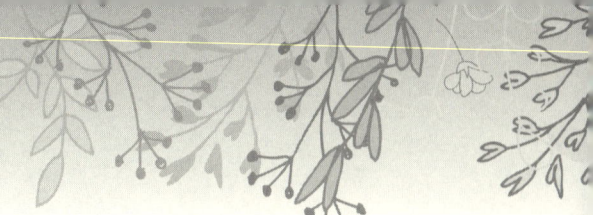

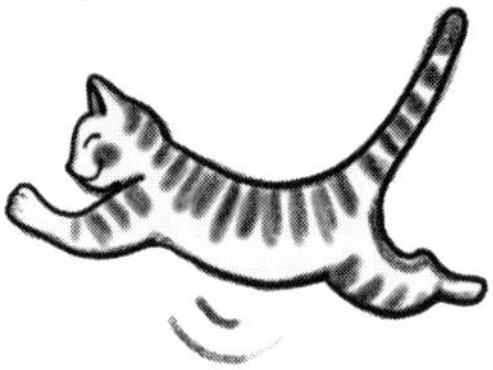

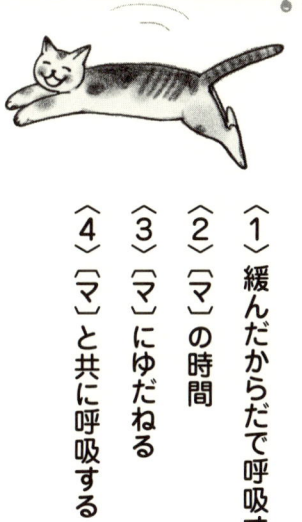

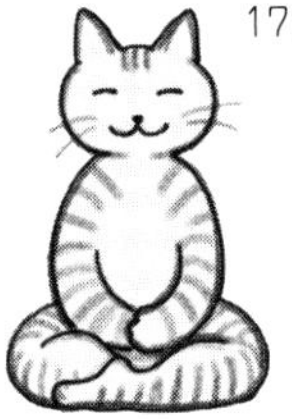

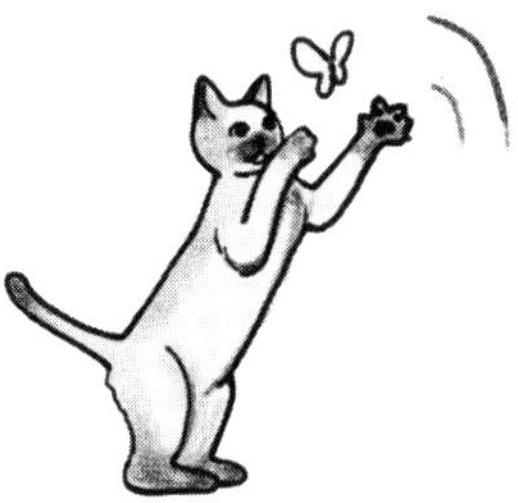

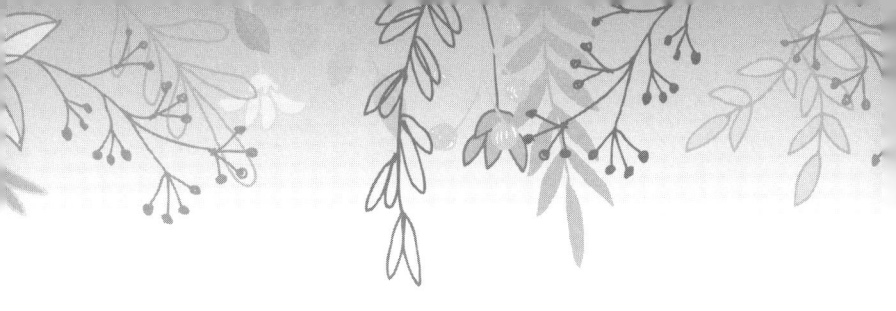

第1章
休息のレシピ

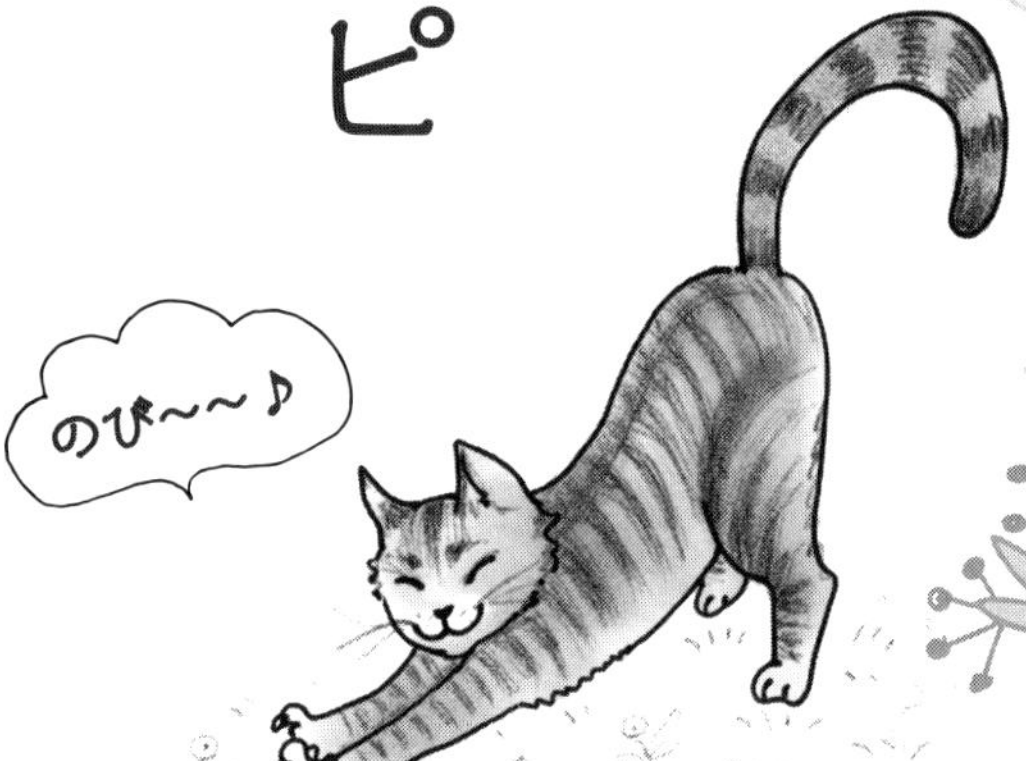

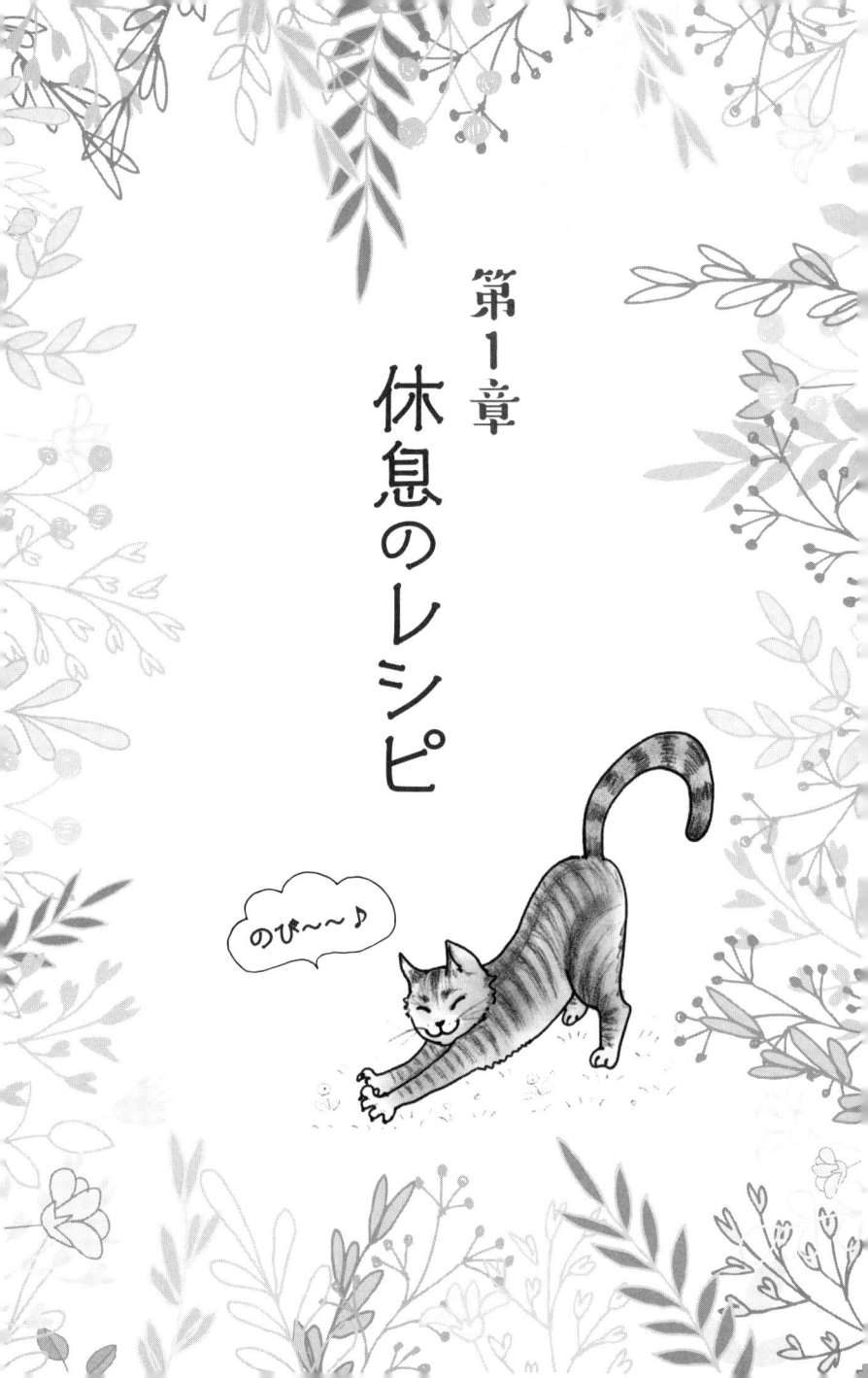

休息のレシピ 01

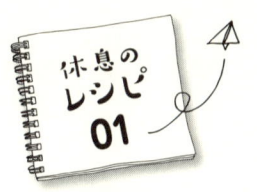

胸をなでながら、息を吐く

なにかに熱心に取り組んでいる時、プレゼンテーションの現場、ラッシュの電車でモマレている時……「気がついたら息が止まってた」ということ、ありますね。そんな時、呼吸は浅く、早くなっています。胸の筋肉が、強張ってしまっているので、一息入れたぐらいでは緊張はほぐれません。

ちょっと休んで、ほぐしましょう。

胸がラクになって、ハートが喜びます。自分らしいベストが尽くせるようになります。

まず胸に手を当て、ヨシヨシと横にさすりながら、ゆっくりたっぷり息を吐きます。まわりの状況がＯＫなら「はァー」と声に出しながら息を吐くと、いっそう効果的。

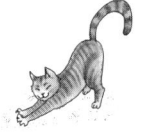

何度か続けていると、肩が上がっていたことにも気づくでしょう。知らず知らず肩に力をこめて、ガンバッていたのですね。肩に楽になってもらいます。

「はァー」と息を吐きながら、肩全体の力を抜いていきます。すると、吸う息もたっぷり入り始めます。

呼吸のたびに「自分」が戻ってきますよ。

こんな「小さなコツ」をいくつか自分のものにして、私は、日々日常の感覚をラクな方に変化させてきました。

「息が止まっていた」と気づいたら即やって、習慣にしましょう。

呼吸を取り戻すことで、「自分らしさ」も取り戻せます。

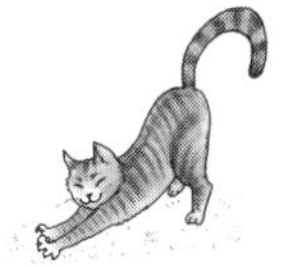

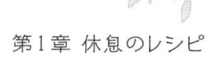

休息のレシピ 02

腕と肩を緩めて、ホッと一息

「〈レシピ1〉をやってみたけど、気持ち良い呼吸にならない」という方は、呼吸筋と呼ばれている胸と肩の筋肉が、やや固まっていますね。たぶん普段から、肩コリ・首コリ・眼精疲労に悩まされているのではないでしょうか？ でもご安心。日々少しの時間を取って、1週間もこの〈レシピ2〉を続けていれば、確実にラクになっていきます。

お腹の前で指を組み、吸う息と共に肩の高さまで持ち上げます。

そして、吐く息と共に、指先も肩も、前に突き出すようにして、

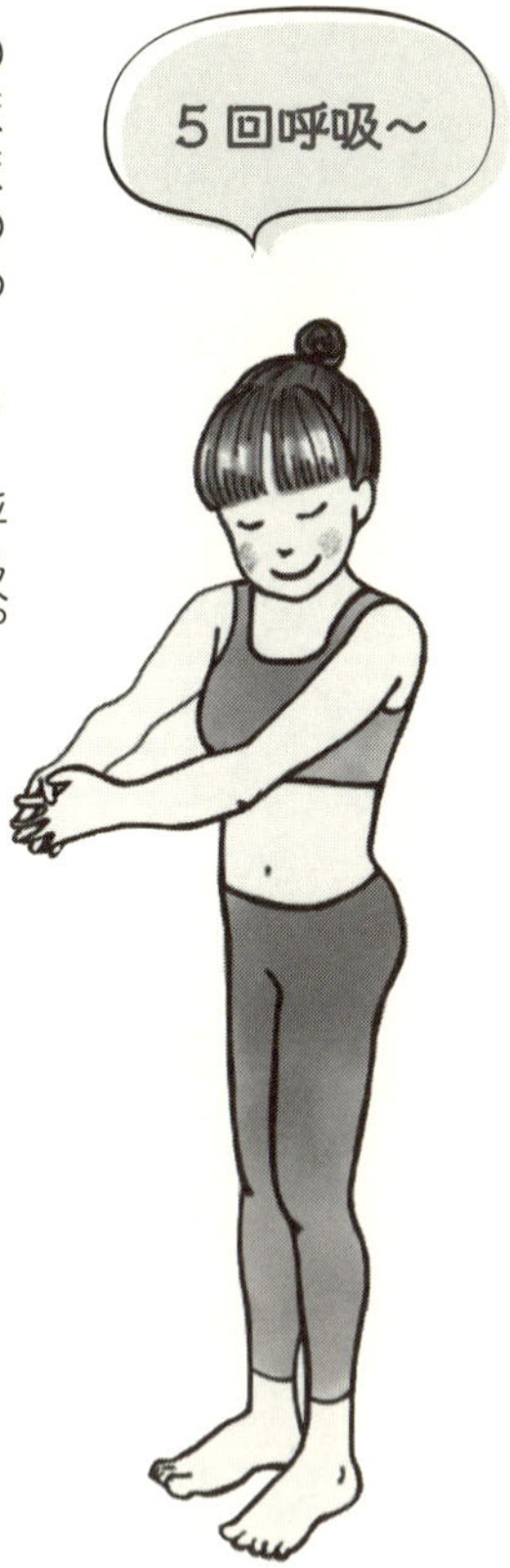

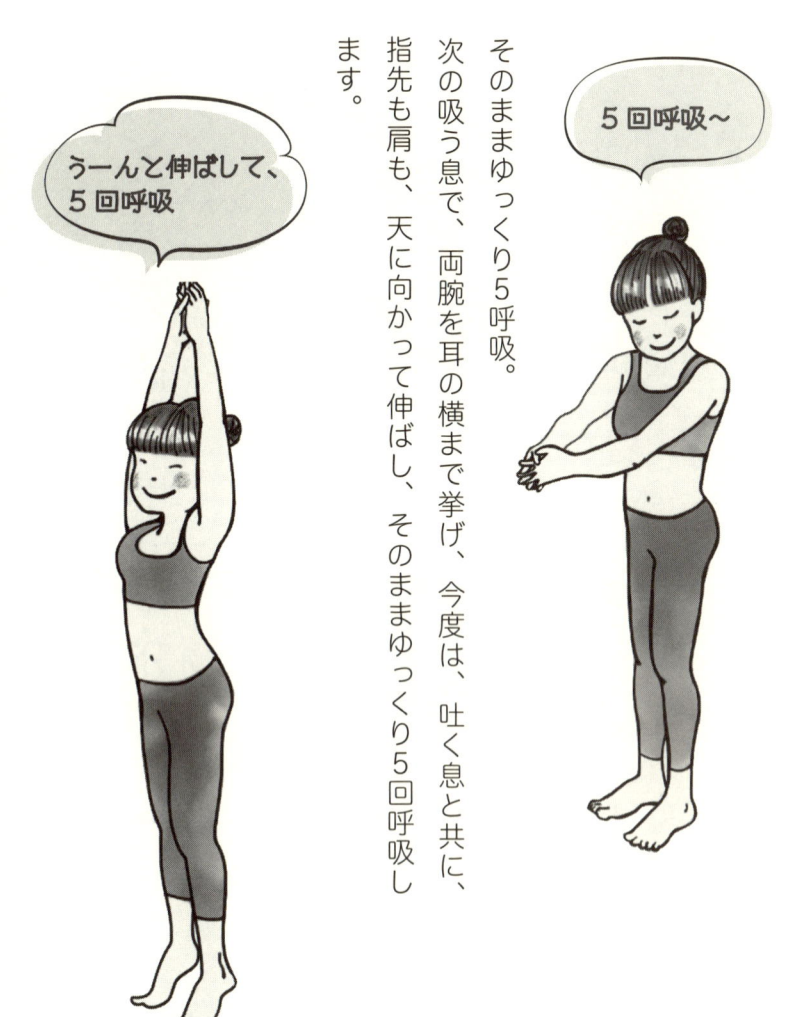

そのままゆっくり5呼吸。
次の吸う息で、両腕を耳の横まで挙げ、今度は、吐く息と共に、指先も肩も、天に向かって伸ばし、そのままゆっくり5回呼吸します。

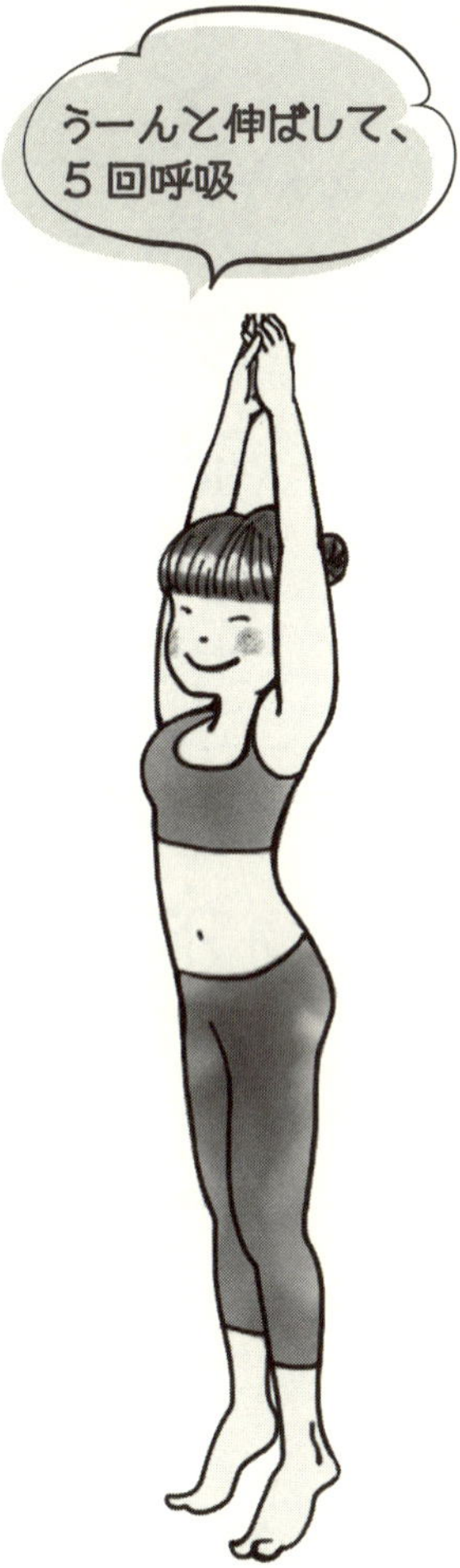

さらに、次の吐く息で、指先は右へ、お尻は左へ。左の足裏をしっかり踏んで、脇を伸ばしながら5呼吸してください。

吸う息で真ん中に戻ったら、吐く息と共に、指先を左へ、お尻は右へ、そのまま5呼吸。

吸う息で真ん中に戻ったら、吐きながら腕を前から降ろし、指をほどきます。

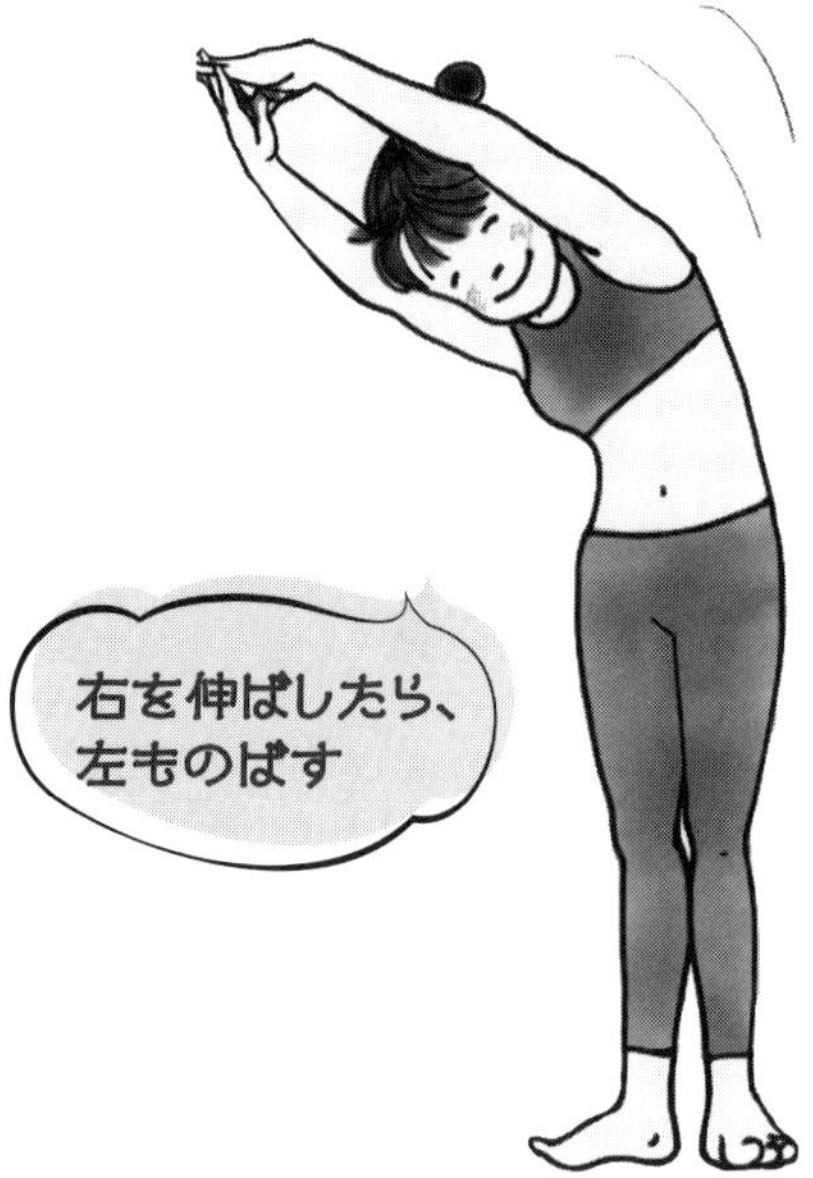

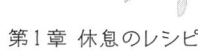

ちょっと緩めましょう。力を抜いて、腕を振り子のように、前後にブラブラさせます。肩が下がって、腕が重くなっていることに気づくでしょう。胸も和らいで、呼吸がラクに届きませ

んか？

今度は、腕を背中に回して、指を組みます。肩を後ろに引くと、肘が伸ばしやすくなります。吐く息と共に、指も肩も肩甲骨も、下方に下げます。同時に、尾骨を両脚の間に押し込むようにして、鼠蹊部を前に突き出します。背中はたわみ、からだの前面が気持ち良く伸びてきます。

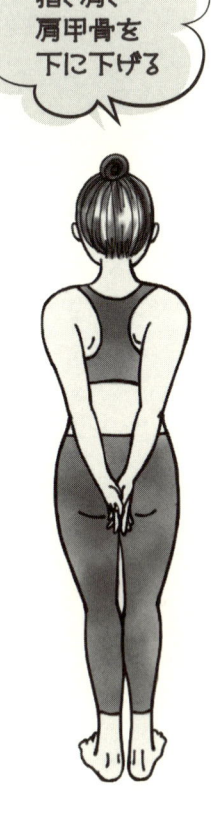

喉も伸ばして、斜め上を見ながら、ゆっくり5呼吸してください。伸びているからだの前面に、たっぷり息が入ってきます。

次の吐く息で指をほどいたら、また、腕の振り子をブラブラ。腕を後ろに振る時に、肩甲骨が動くのを感じてみましょう。

（注・呼吸数は、標準的な目安です。その日その時の体調や気分に合わせて、ガマンや無理のない回数行う、というくつろいだ気持ちで呼吸することが大切なポイントです。）

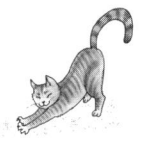

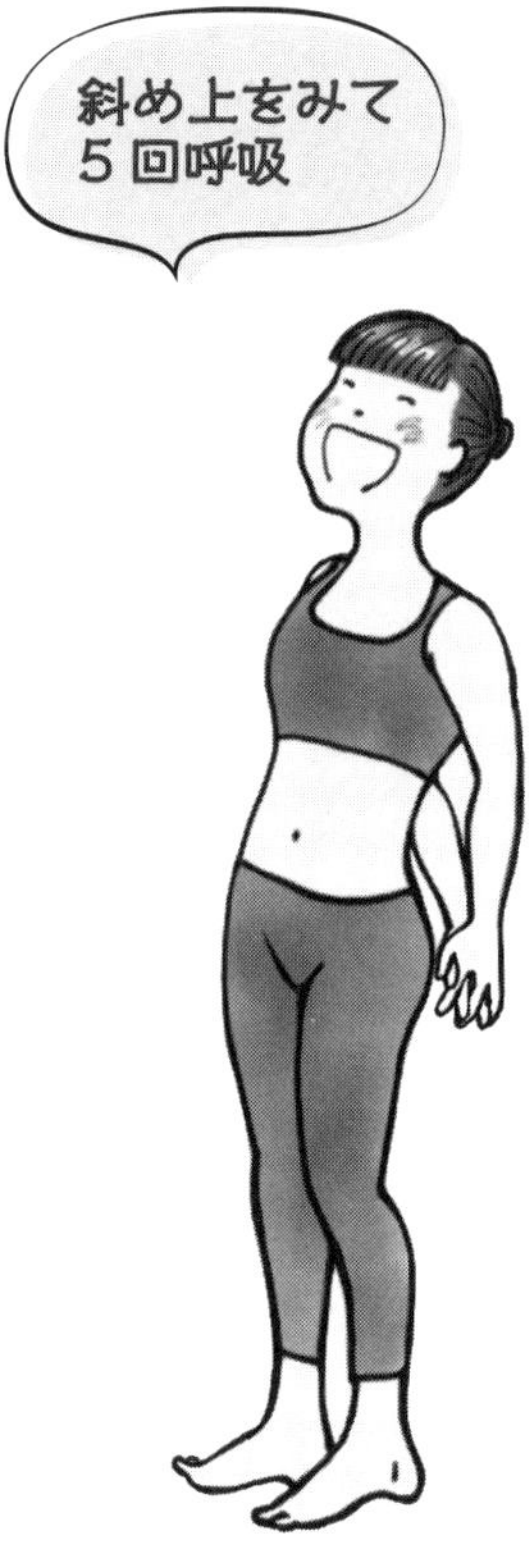

いかがですか？

今度は「ホッと一息。ラクチンな感じ」になりましたか？

デスクワークの集中力の限界は、40〜45分だと言われます。集中力が途切れてきたら、いったん椅子から立ち上がって動いてみましょう。ほんの5分のケアで、仕事の効率がグンと上がりますよ。

首や肩が凝りやすい、目が疲れやすい、デスクワークの方向き。一息入れて、少し動かすだけで、集中力がよみがえります。

休息のレシピ 03

肩甲骨に出会うと、さらに深いホッ

〈レシピ２〉の動きをやっていくと、息が深くなるだけではなく、背中上部の二つの肩甲骨を、以前よりずっとリアルに感じるようになりますよね？

「天使の羽のなごり」と言われる肩甲骨は、私たちの心の自由を司るところであり、肩コリ首コリの発生ポイントでもあります。ここが心地よく動くようになると、胸の呼吸が、驚くほど豊かになり、息は背中の上部にまで拡がって行くのです。

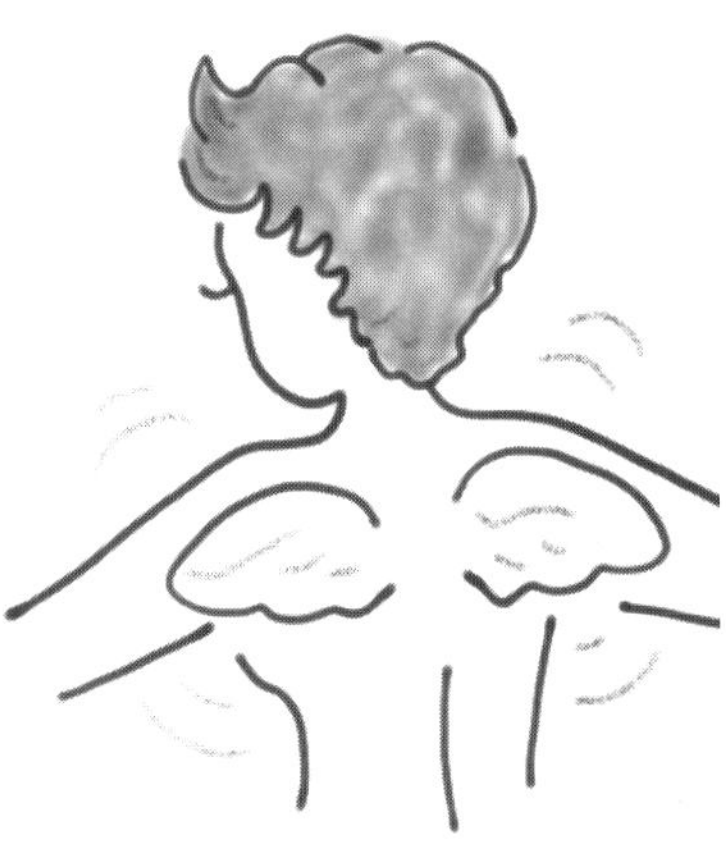

「もっと気持ち良く呼吸したーい！」と思われる方は、ぜひ肩甲骨と仲良くなって、もうひとつ先の極上快適リラックスを手に入れてください。

壁から70～80センチくらい離れて立ちます。

壁側の腕を、肩と水平な高さまで持ち上げ、肘を伸ばしたまま、壁に寄りかかるように、手をつきます。

腕に力は入れず、肩甲骨の周りの筋肉を縮めて、寄りかかります。

縮んでいる筋肉に意識を向け、そこをさらに縮めていくと、手が壁を押す力が強くなります。それを感じながら、ゆっくり3呼吸します。

壁につけていた手をいったん離し、今度は腕を斜め上まで上げ、再び壁に寄りかかります。

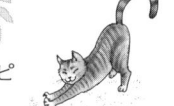

すると、縮む場所が変わりますね？　その縮んでいるところをさらに縮めながら、またゆっくり3呼吸します。腕の力は抜いたままですよ。

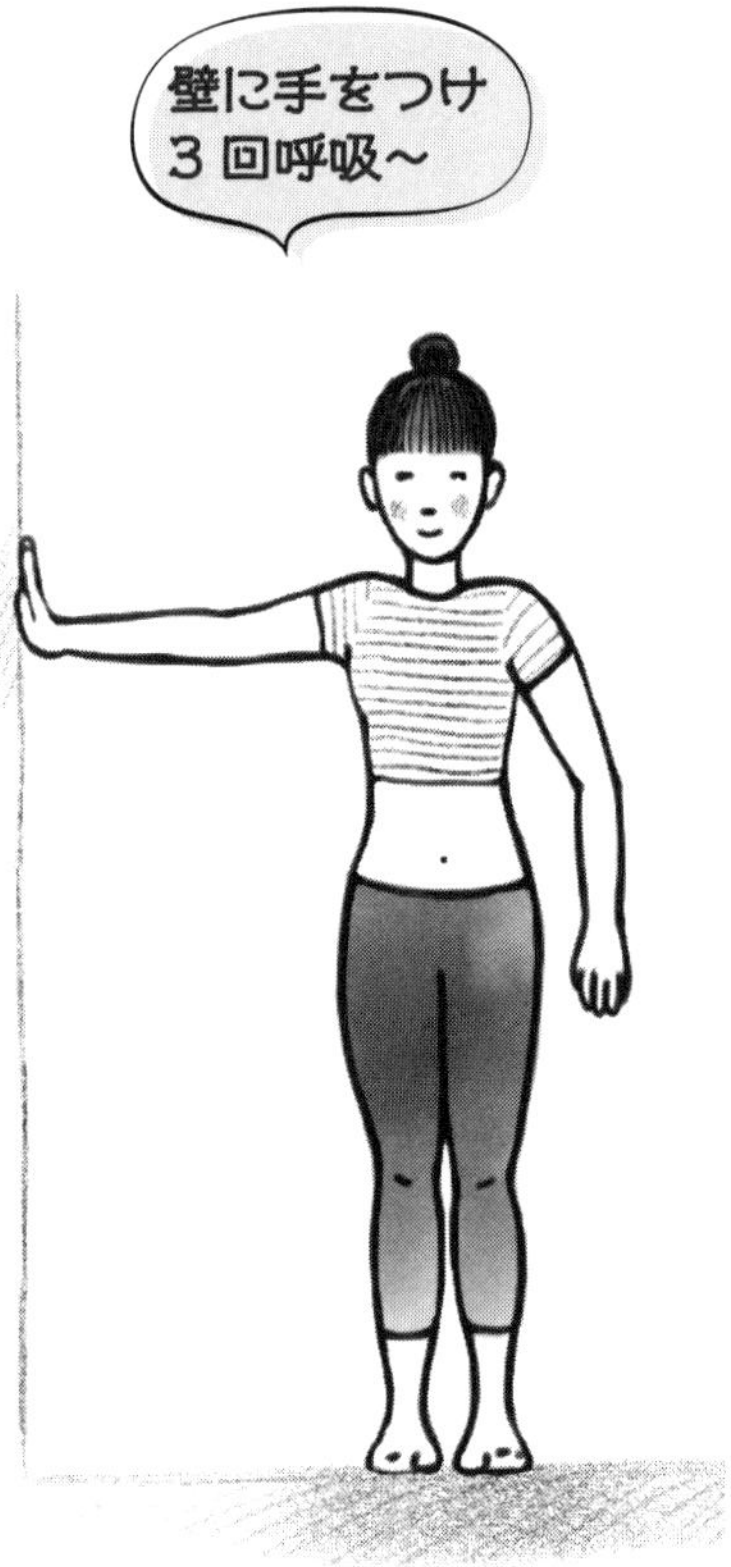

3呼吸終えたら、斜めに上げていた手を離し、今度は腕を頭上

へと伸ばして、また壁に寄りかかりましょう。壁までが遠く感じられたら、少し壁に近づいてもＯＫです。

今度も、縮む場所が変わりますから、またまた、そこを縮めながら、ゆっくり3呼吸。

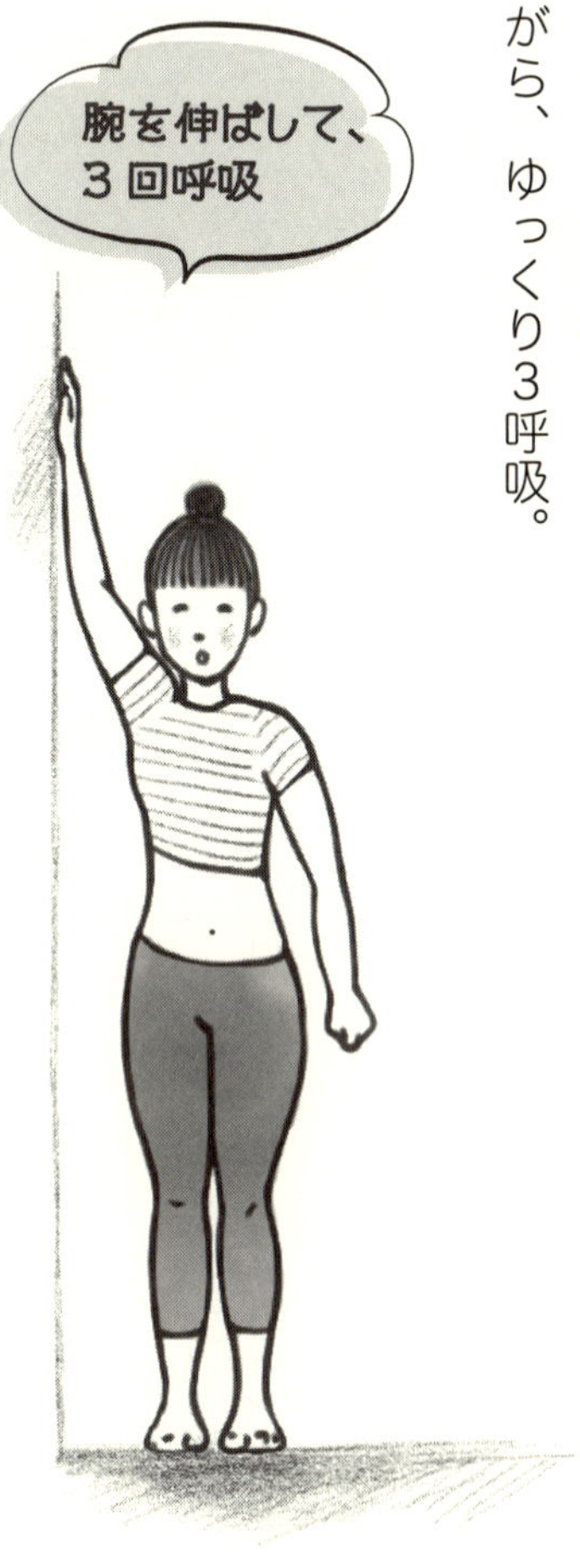

次は壁から離れずに、手を壁についたまま、自分のからだを一歩前に移動します。

そうして再び寄りかかると、新たな縮み場所が感じられます。このあたりから、「へえー!、こんなところに筋肉があったの?」とびっくりするような感覚がやってきます。ふだんは感じることが出来ない肩の深層筋との出会いです。「はじめまして! こんにちは、いつも陰で働いてくれていて、ありがとう」の気持ちで、3呼吸。

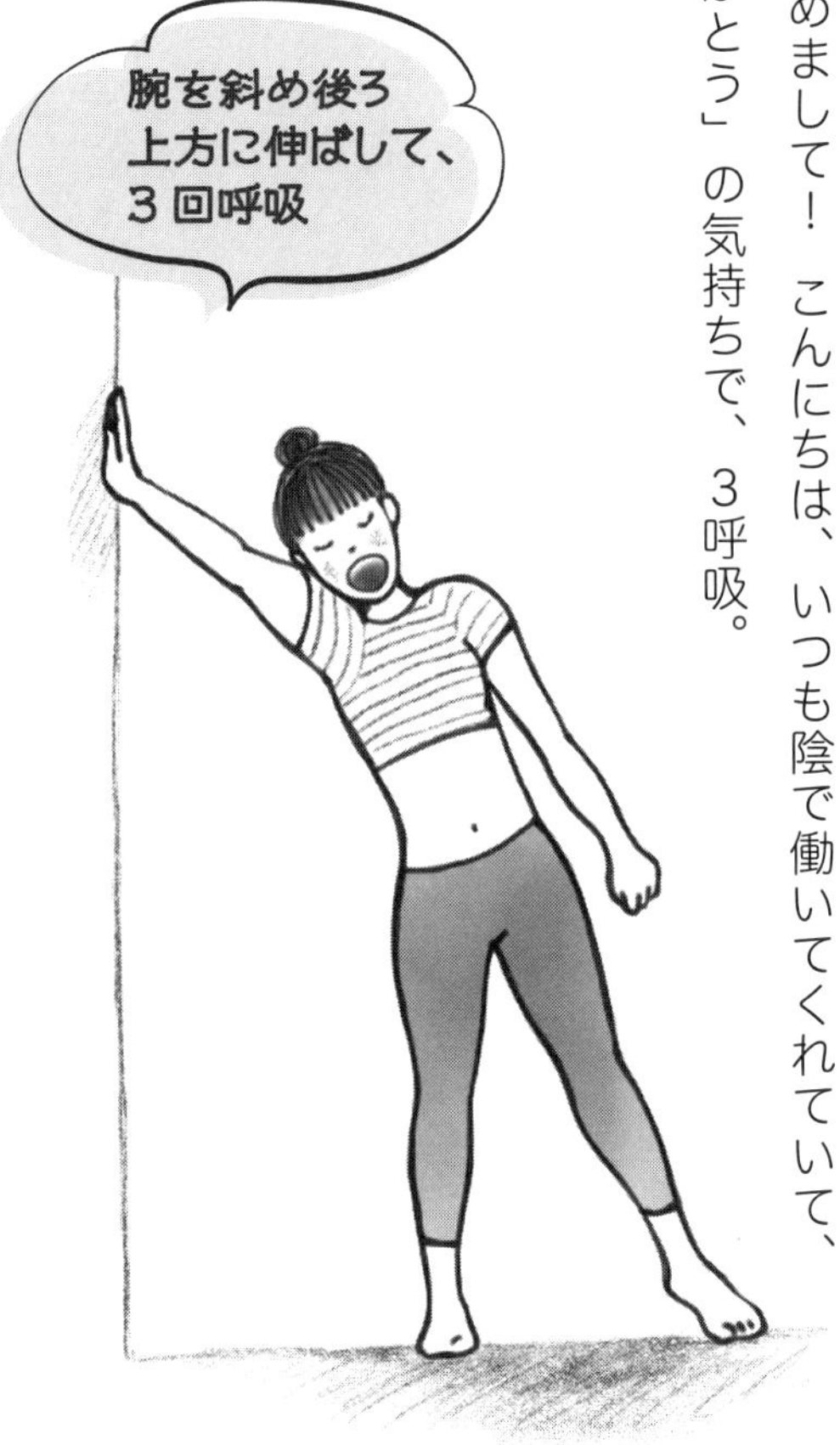

しっかり出会ったら、さらに斜め後ろ上方、真後ろ、斜め後ろ下方と、半円を描くように手をずらして行きながら、「寄りかかり呼吸」を続けてください。

最後の「斜め下3呼吸」が終わったら、壁から離れて終了です。

ワーク前と、左右の肩や腕に、どんな違いを感じますか？

名づけて〈ひとり壁ドン〉。あまりのラクさに、きっともう一方の腕でも、やってみたくなります。

ゆっくりと、自分に極上のひとときをプレゼントするつもりで、反対の腕でもワークしましょう。

右腕左腕、両方とも終わったら、安息の呼吸にひたってください。

吸った息が、肩や胸から背中上部へと拡がり、同時に肩甲骨もゆる～りと動いていくのが感じ取れます。吸う息が体内に大きく拡がった分だけ、吐く息も、たっぷり、ゆったりになっています。

〈レシピ2〉のワークと共に、すべての肩コリの方へ。
壁さえあれば、どこでもできる〔生き返り＝息還りの術〕です！

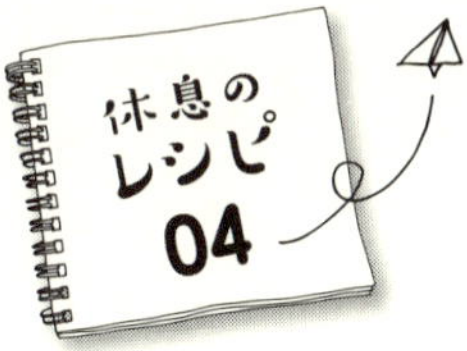

タメイキは盛大に

「人前であくびやタメイキをつくのは失礼」という社会的な教えに、忠実になり過ぎていませんか？

あくびやタメイキは、「呼吸が浅くなってきてしまった。一息ついてラクになりたい！」というからだからのメッセージです。ひとりでに出てくるあくびやタメイキで息を吐き、呼吸をラクにし、血液に酸素を送り、筋肉も神経も緩ませようとする、からだの素晴らしい自己治癒力の現れなのです。

せっかくのからだからの呼びかけを、スルーしてしまうのは、もったいないですね。

タメイキ、盛大についてみませんか？

まずは準備体操。吸う息で肩を思い切り挙げ、吐く息と共に落とします。吐き切ると、肩がジンワリ緩むのを、感じられますか？

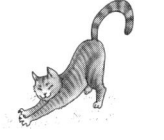

ゆっくり何度かやると……吐く息の時に「はァー」と言いたくなってくるでしょう？

そうなったら、次に「はァー」の「ァー」の音を、なるべく長く伸ばしてみます。両手を胸に当てて、長い「ァー」と共に鎖骨から胸のあたりをさすります。

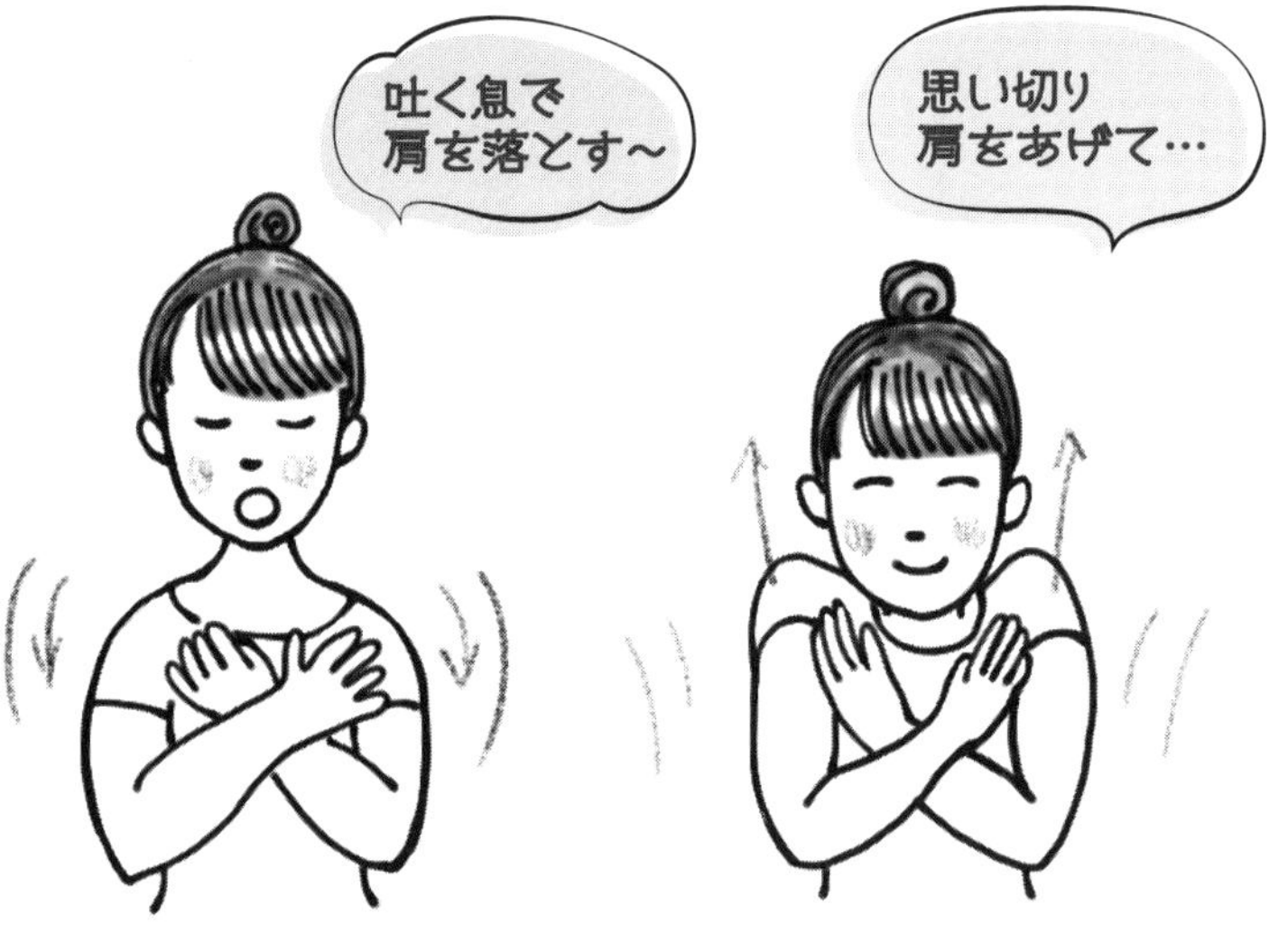

この「はァ――」を、少し続けてみてください。

やがて、「自分は確かにここにいる」という安心な感覚が、呼吸と共にやってきて、〈生そのものの安堵〉を実感できますよ。

人目を気にする方にお勧めします。安堵感と共に、外から内側へ、意識のスイッチが切り替わります。

休息のレシピ 05

ウソのあくびをする

あくびは、つねに「健やかであろう」とするからだからの欲求です。これを毎度毎度かみ殺し続けていると、「あくびができなくなる」という事態も、からだには起こります。

からだは、脳にある程度まで素直なので、「健やかであろう」という自然な欲求が、「ハシタナイ」という観念に負けてしまうのですね。

あくびをした時の、あのなんとも言えない開放感！　正直、素敵ですよね。

そこで、「いつでもあくびを誘い出す」ちょっとしたワークを覚えておきましょう。［ウソあくび］のワークです。

あくびの時の、大口を開いた口の形を作ります。

その口の形のままで、大きく息を吸って、ちょっと止めます。そして、吐きたくなってから、「アー」と言いながら（小声でもかまいません）息を吐き切ります。

胸が強張っていると、最初のうち咳が出るかもしれませんが、その場合は、咳も出してしまいましょう。肺に残っている二酸化炭素が、どんどん放出されていきます。

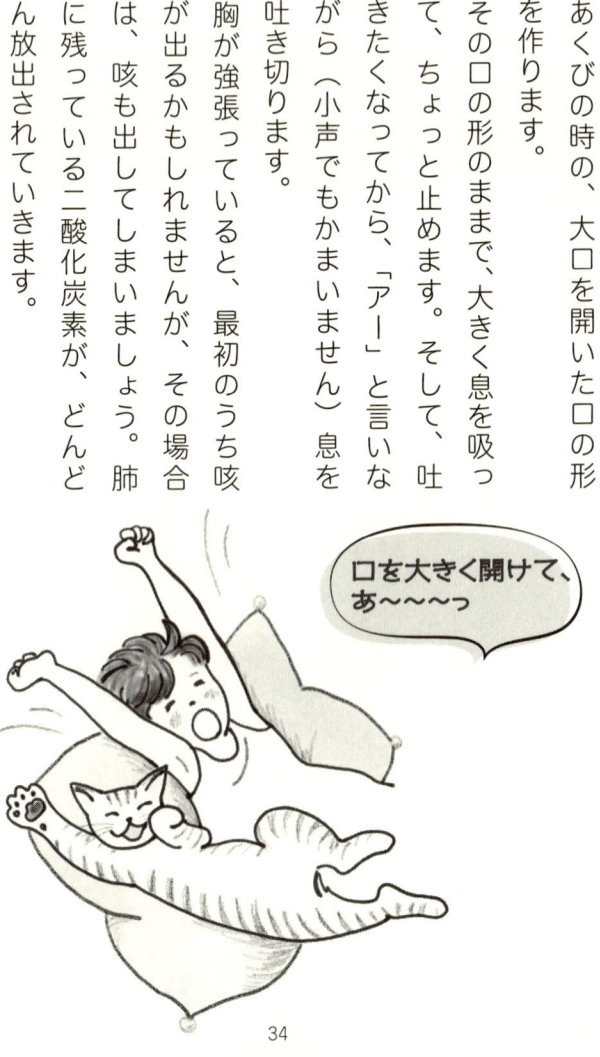

そして、口を大きく開けて（アー）。

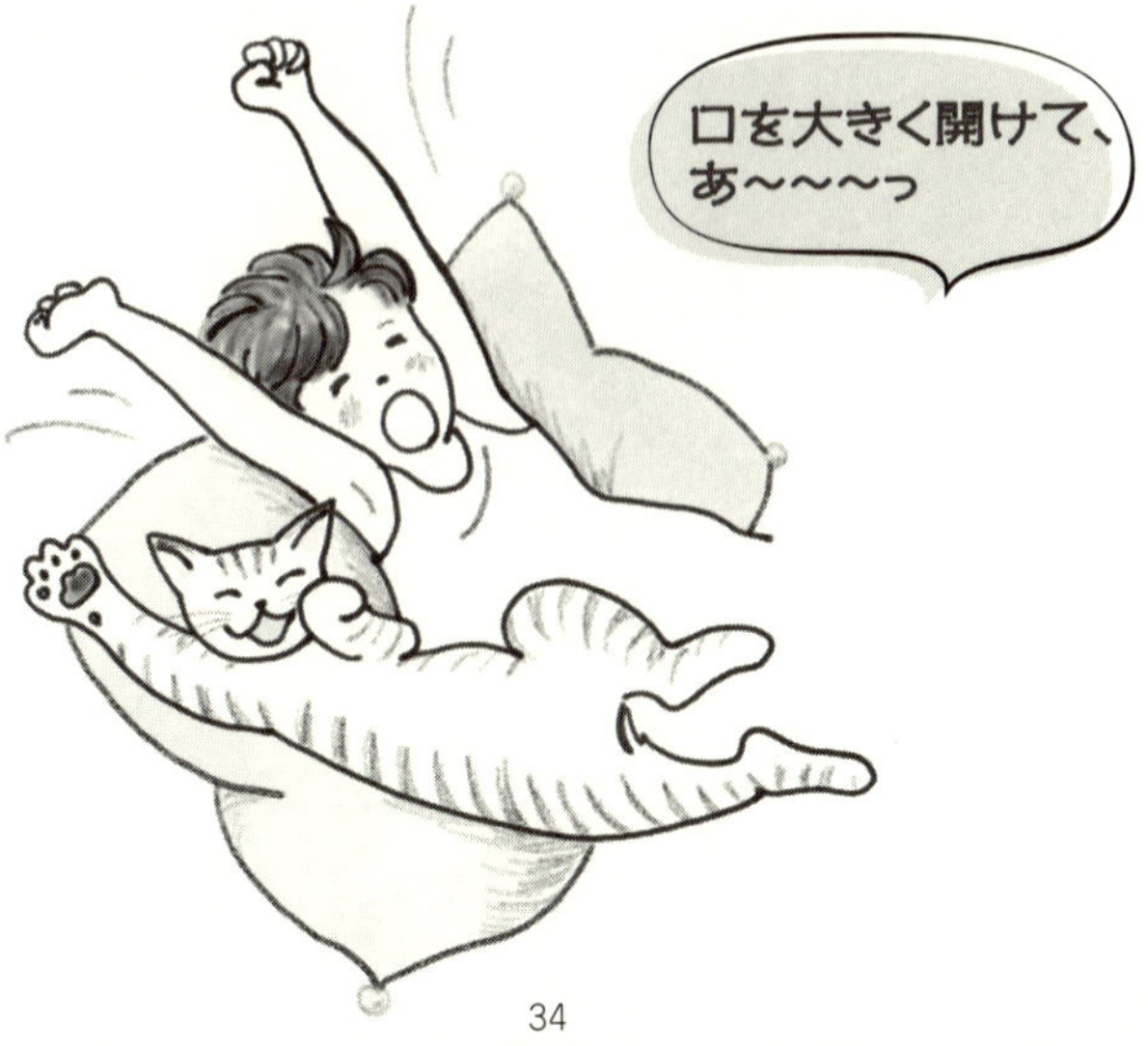

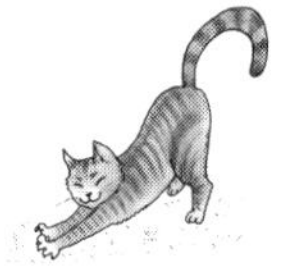

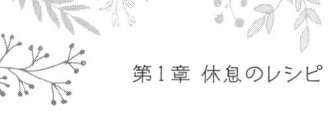

リラックスして、数回続けてみてください。

やがて、吸って止めた後、胸の奥が軽く痙攣するような動きを起こし、吐く息が〈本物のあくび〉になって出てきます。

私はよく、仰向けに寝転がったり、ストレッチポールに載って「リラックスモード」を作って、このワークを行います。

あくびが出てくると、同時に肩の力が抜けて、目にじわっと涙がにじみ、「なべて世は事もなーし」という安息の気分がからだの中から拡がります。そしてもちろん、その後の呼吸は、からだ本来の深々としたものになります。

「最近あくびをしていないぞ」と気づいた方、是非試してください。あくびと共にやってくる開放感が、心とからだを満たします。

休息のレシピ 06

歌を歌う

「歌」は吐く息で歌います。「歌」は、吐く息のアートですね。

私たちは、たいてい気分の良い時に唄いたくなりますが、「仕事唄」という言葉、お聴きになったことはありますか？　「田植え唄」や「木《こ》挽《び》き唄」、「酒造り唄」など、昔の人は、キツイ仕事や単調で退屈な仕事を共同でする時、みなで一緒に歌い、楽しい雰囲気のなかで作業のリズムを合わせ、励まし合い、仕事のストレスを上手

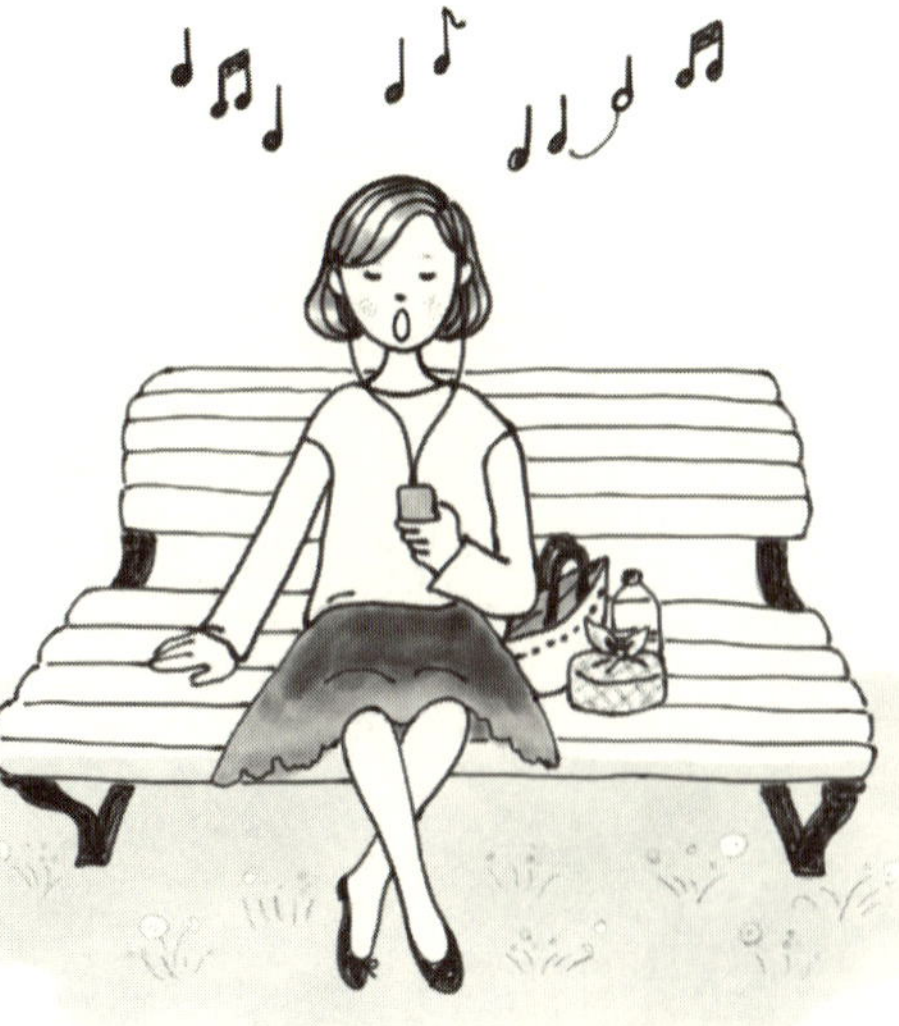

に軽減していました。

この知恵、生かしたいですね。

職場のみんなで歌うことは、なかなか叶わなくても、自分ひとりでなら出来ます。

デスクワークの集中力が途切れたら、短い散歩をしながら鼻歌を歌う、お昼休みの公園で好きな歌を一曲歌う、アイポットを聴きながら、一緒に声を出してみる……。やり方は、様々あります。

「吐く息」が、作業で強張ったあなたの肩や胸の緊張をとかし、その後の作業効率をグンと上げてくれます。

「吐く息」の持つ力については第二章で詳しく述べますが、万事にわたって管理の行き届いた現代社会では、人間の自然な行為の中での「息を吐く」

チャンスが、失われがちになっています。タメイキやあくびははしたなく、仕事をしながら歌を歌うなどもっての他、大笑いは不謹慎……。もちろん時と場合は大切ですが、「吐く」チャンスをないがしろにし過ぎると、呼吸は常に浅くなり、からだは当然酸素不足の状態。慢性的な疲労感が抜けず、気がつくと、「自分自身」さえ失われていくような気がして来ます。

歌うチャンスを、自分で作りましょう。心に明るさが戻ってきます。

「煮詰まったな」と感じたら、いったんシフト！　心身が切り替わり、新しいアイデアも浮かびやすくなります。

休息のレシピ 07

笑う門には福来たる

〈歌うこと〉よりもさらにリラックス効果テキメンなのが〈笑うこと〉ですね。

あっはっは！ わっはっは！ 息が盛大に放出されていきます。

その分からだは、急速に自然体に還っていきます。

遺伝子研究で有名な村上和雄先生は、「笑いが免疫力をアップする」と唱えておられ、近年〈笑い〉は、医療科学の研究対象にもなり始めました。

からだの感覚に優れた私の友人が、「笑うと、自分のからだが気体になっていく」と言っていますが、たしかに「気体になっていく」イメージをしな

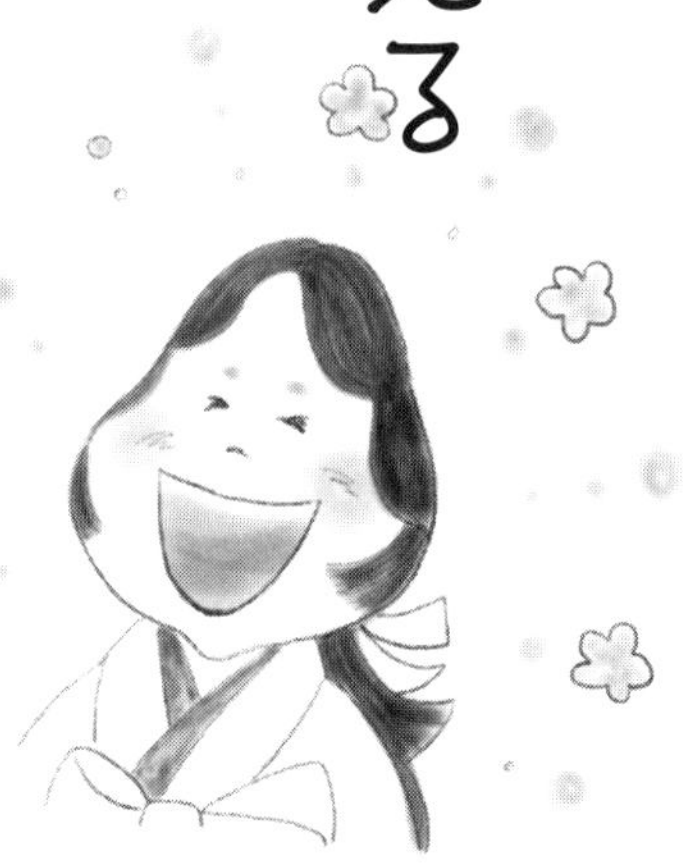

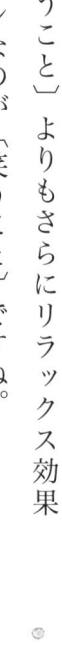

がら笑ってみると、みるみる呼吸がスムースになり、からだが温まり、世界が優しく感じられ……「笑う門には福来たる」ということわざに含まれている知恵に納得してしまいます。

その友人は「泣くのもいいよ。泣くと自分が液体になっていくから」とも言います。

すごく悲しい時があったら、しっかり泣いてみてください。たまっていた息が吐き出され、心が潤って来て、からだ全体が柔らかな液体のように感じられ、心地良く癒されてきます。まるでからだへの子守歌のよう。

そのあとに鏡の前で笑ってみたりしたら……もう深刻な気分なんか、どこかに吹っ飛んでいきますね。

泣くのも、笑うのも、リラックスチャンス！　自己回復チャンス！

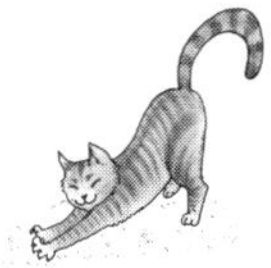

休息のレシピ
08

みぞおちで呼吸する

パソコンやスマホに熱中している時の自分の姿勢に、気づいたことはありますか？　背中は丸く、頭は前に出て、胸はふさがり、みぞおちは内へ押し込まれたりしていませんか？

この姿勢、もちろん肩コリや首コリの原因になりますが、呼吸も極端に浅くします。横隔膜の動きが強く制限されているので、肺に息が入るスペースが、ほとんどないからです。反対に、胴体の中心にあるみぞおちが、気持ち良く開いている体勢を取れば、肩も胸も否応なく拡がり、息が楽に出入りします。ほんの5分間手を休め、固まったからだを緩め、肺に呼吸をプレゼントしましょう。

仰向けに寝て、みぞおちの裏に、二つ折りにした座布団を差し込みます。腰痛があったり、からだが固まり過ぎている場合は、もっと低い高さから始めても、かまいません。

腕は、頭上に万歳した形で、肘を緩め、力を抜きます。脚も少し開いて、力を抜き、この姿勢に全身を任せましょう。みぞおちから下部肋骨に吸い込むつもりで、息を吸います。吐く息と共に、からだじゅうの力を抜きます。

初めは、無理やり吸い込む感じになるかもしれませんが、2〜3回も呼吸すると、たちまち体が慣れてきます。こちらこそが、からだのしたい呼吸なのですから。

吸って〜〜、吐いて〜〜

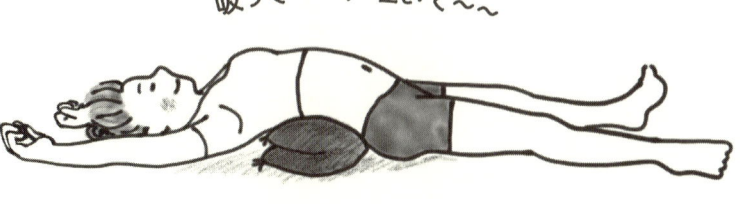

慣れてくると、今度は自然に、吸った後少し息を止め、肋骨の拡がりを味わいたくなるはずです。下部肋骨から筋肉細胞が拡がり始め、上部の肋骨、背中の肋骨へと、くつろいだ拡がりがさざ波のように拡大していきます。その分、吐く息も長くなりますから、充分に吐き切ってください。

一息一息を味わいながら3分も続けたら、座布団を外してラクな仰向けの姿勢に戻り、そのまま2分休みます。

自由になったからだと呼吸を、感じてみてください。自分が丸ごとリフレッシュしていますよ。

5分でスッキリ！　パソコンやスマホを手離せないヒトにオススメ。

休息のレシピ 09

背中で呼吸する1

〈レシピ8〉をされると実感すると思いますが、からだが固まっているほど、息は浅くなります。吸う息で肺が広々とふくらむには、肺を取り囲む肋骨や筋肉が、和らいで、自由に動く必要があるのです。

肋骨は、胸だけでなく、背中の方にも拡がっていますから、息を吸うと、肋骨全体が拡がっていくからだになると、いつも呼吸はたっぷり長く、深くなります。

今している呼吸を感じてみてください。呼吸のたびに、ちゃんと背中は動いていますか？

「動いてないな」という方は、こんなポーズを取り入れて、健やかで深い呼吸にシフトしましょう。

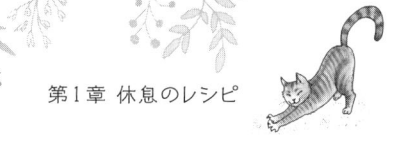

四つん這いになります。肘を伸ばし、足先もまっすぐ後ろへ伸ばし、からだ中の力を抜き、頭から骨盤までぶらさげます。お尻から脚は動かさず、吐く息と共に、両腕を前方に伸ばしていき、上半身をぶらさげます。顎を床に着けるのですが、それだと首が苦しい方は、額を着けてもかまいません。左右どちらかのほっぺたを床に着け、顔を横に向ける方法もあります。

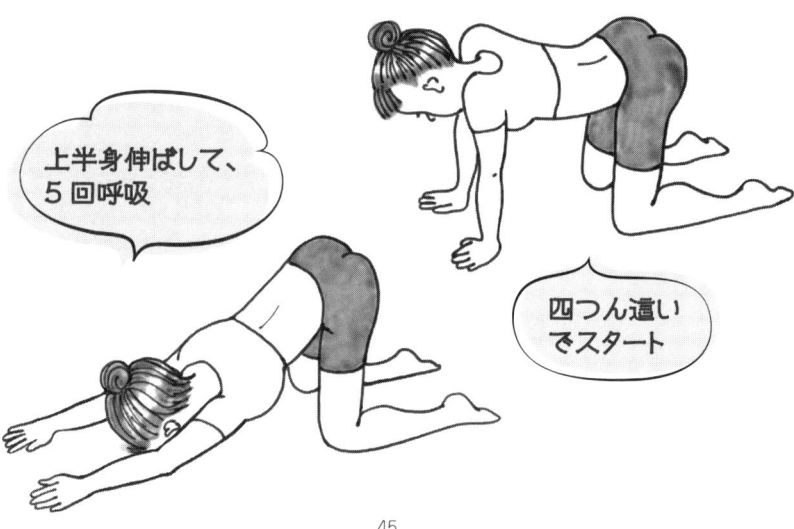

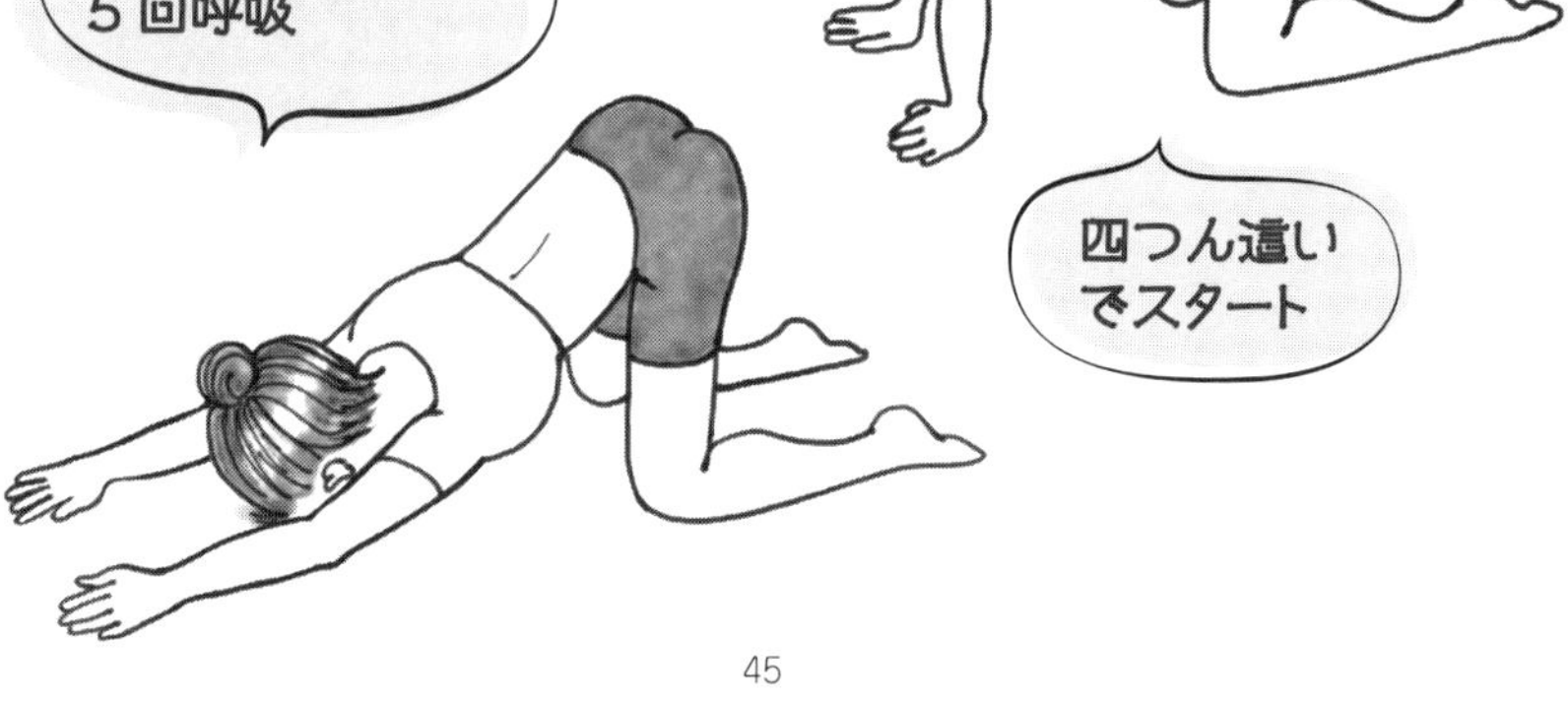
上半身伸ばして、
5回呼吸
四つん這い
でスタート

一番楽なやり方を選び、そのポーズのまま、ゆっくり5回呼吸します。

次の吐く息と共に、お尻を後ろに引いていき、踵の上に載せ、額を床に着けて、またゆっくり5回呼吸。

次の吸う息で、姿勢を四つん這いに戻し、今度は息を吐きながら、右腕を左の脇の下を通して左に伸ばし、右肩を床に着けてください。右の手の平は、天井方向に向けます。左肘は直角に曲げましょう。背中のねじれを感じながら、ゆっくりと5呼吸

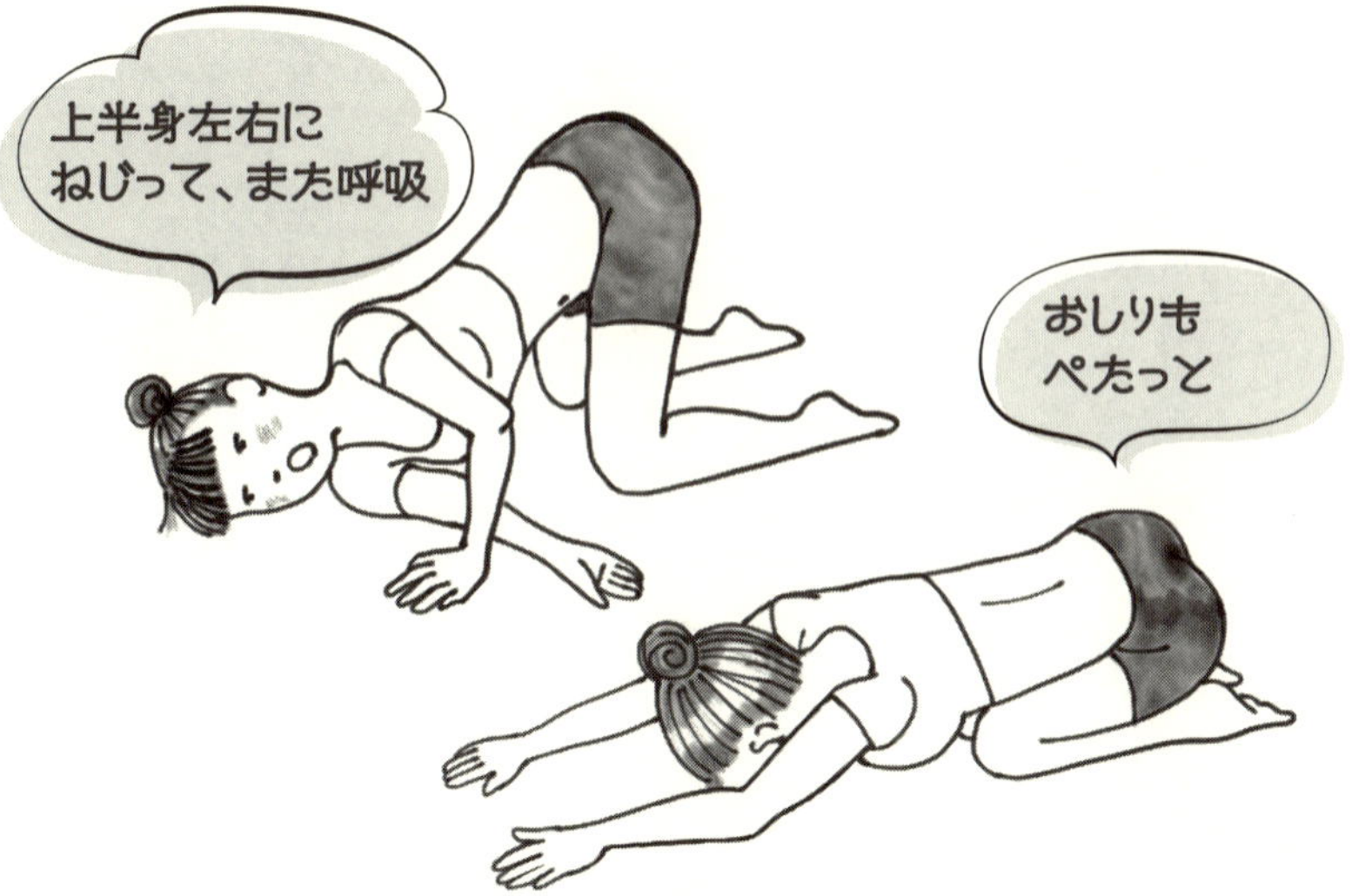
上半身左右に
ねじって、また呼吸
おしりも
ぺたっと

します。

だいぶん背中が緩んできましたか？

5呼吸したら、息を吸いながら再び四つん這いに戻り、反対側も同じように5呼吸行います。

そして吸う息で四つん這いに戻って、終了。

仰向けに寝ころんで、呼吸を感じてみましょう。

吸う息が、背中まで届くようになりましたか？

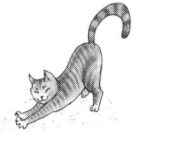

しなやかな背中は、見た目に若さや美しさを感じさせるだけではなく、自ずと深い呼吸を作り出し、若さを持続させる、秘密兵器なのです。

いつまでも若く美しくありたい方。背中美人になって、呼吸の新陳代謝を促しましょう。

休息のレシピ 10

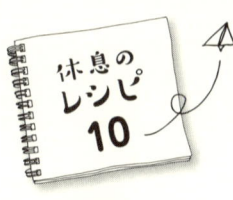

背中で呼吸する2

〈レシピ9〉で、背中を緩めて楽になる「四つん這いバージョン」をご紹介しましたが、ヒトって、「四つん這いになる」と思うだけで、ちょっとメンドウな気持ちになるのですね。取り掛かるのに、ちょっと気合がいります。

そこで、もっと気軽にできる背中の緩め方も、お伝えしておきますね。

ご紹介する「背骨瞑想」は、イギリスの演劇学校で開発されたワークです。

このワークを演劇の授業の中に取り入れると、生徒たちの立ち姿勢や1つ1つの動きが、みるみる美しくなっていったそうです。

つまり、人間はだれでも、ほとんどの時間「前を向いて」生きていますから、背中のことは、つい忘れがち。この、いつも関心を持たれていない〈背中〉としっかり向き合うと、とても新鮮な変化が生まれて来るのです。

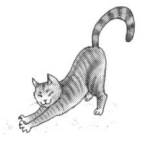

では、ワークを始めましょう。

脚を腰幅に開いて、ラクに立ちます。

背中に意識を向けます。そこには、7個の首の骨、12個の胸の骨（肋骨とつながっている部分）、5個の腰の骨があり、その下に仙骨という三角形の骨が全体の土台を作っています。

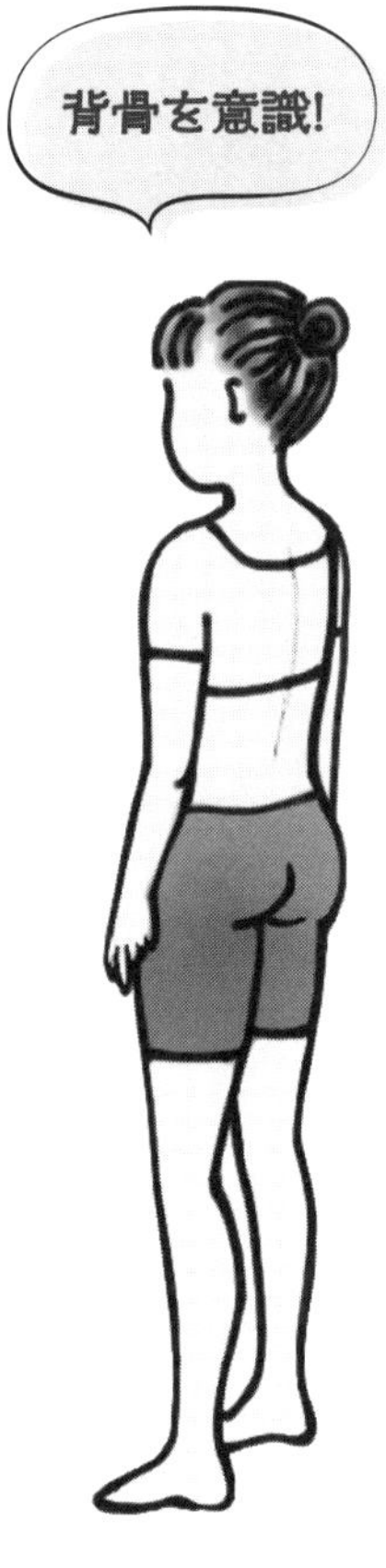

その背骨の連なりの一個一個にご挨拶するつもりで、背骨を一個ずつ前に倒していきます。

一個背骨が落ちると、そこまでの上半身の重みが、次の骨に掛かります。その感覚を拠りどころに、背骨一個ずつを、ちゃんと知覚して、認識して、丁寧に感じていきます。

途中で、脚の後ろが突っ張ってくることもあるでしょう。

その時は、少し膝を緩めてください。

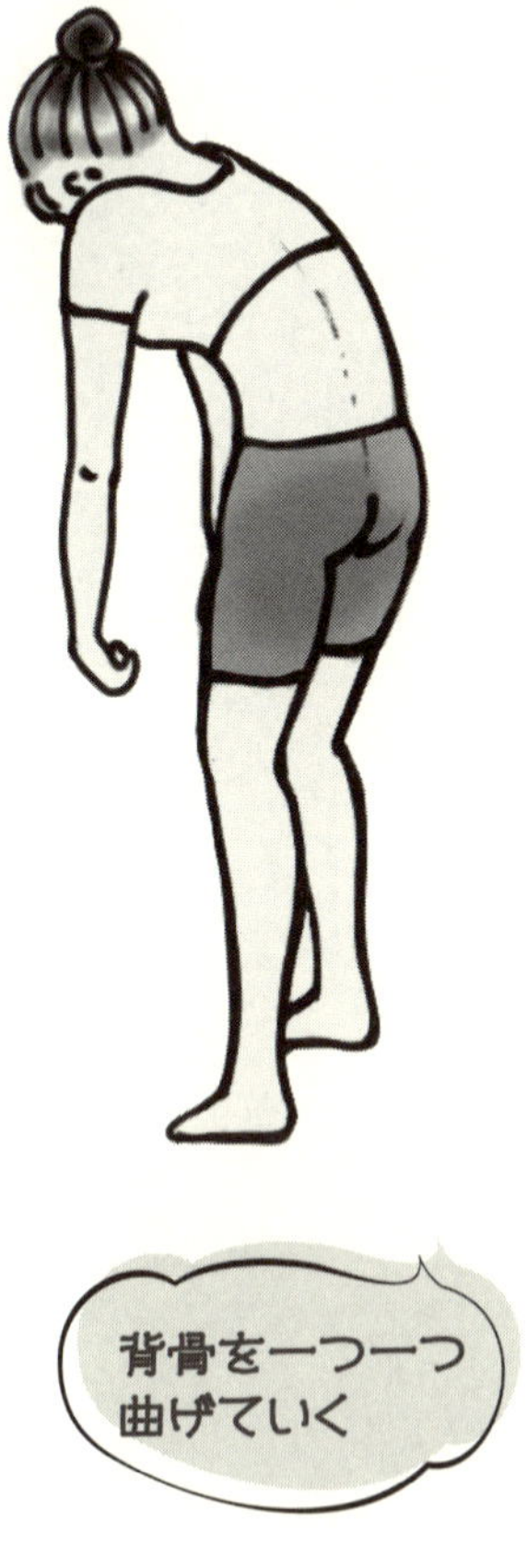

ゆっくり、ゆっくり、一個、一個、前に倒して行き、最後の仙骨が倒れると、上半身は股関節からぶら下がった形になり、完全に力が抜けます。

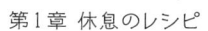

この状態で、ゆっくり5回呼吸しましょう。吸う息と共に、背中が拡がり、吐く息と共に、上半身はさらにぶら下がります。

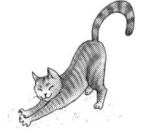

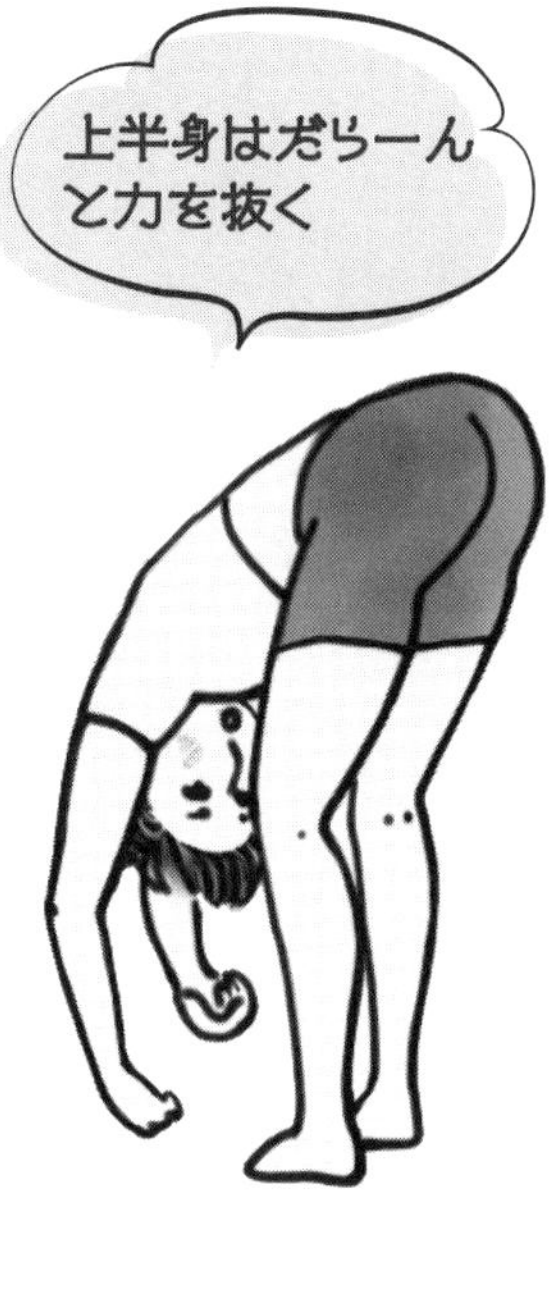

ふだん、「私のからだは硬い」と思っている方も、数日続けると自分の内に宿っているステキな柔軟性を発見されるでしょう。

5回の呼吸が終わったら、またしっかり背骨に意識を向け、今度は仙骨から順番に一個ずつ背骨を積み上げていきます。脱力して、ぶら下がった上半身を、ゆっくり元に戻していくわけです。

背骨が一個積み上がるごとに、上半身の重みが骨盤から脚を通り、足裏から大地へと抜けていきます。からだの重みを自分で引き受けずに、「重みを大地に預けていく」気持ちで行ってください。ヒトはみんな「地球に支えられて生きている」という安心感が、やって来ますよ。

そして、最後の首の骨が積み上がると……大地に根を張った、気

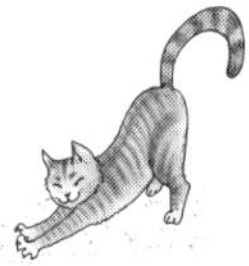

持ち良く、美しい立ち姿勢の出来上がり！
そのまましばらく、緩んだ背中に息が届いていく様子を、味わいましょう。

からだに負担が掛からないうえ美しい立ち姿勢は、呼吸にも豊かさを生み出します。この「背骨瞑想」は、いつまでも若く美しくありたい、すべての女性へのプレゼントですね。

休息のレシピ 11

お腹で呼吸する

日々安眠できている方は、お腹の呼吸が身についている方です。逆の言い方をすると、安眠できない方は、お腹の呼吸が浅過ぎる方。

お腹の呼吸＝腹式呼吸は、横隔膜を動かす呼吸です。吸う息で横隔膜を下に拡げることによって、腹部と下部肋骨がふくらみ、吐く息で横隔膜が戻って、腹部と下部肋骨がしぼみます。

こうした横隔膜の上下動により、お腹の臓器たちが適度に刺激され、血液の循環が良くなり、就寝中の安眠をもたらしてくれます。また、腹部にある〈丹田〉というエネルギースポットが活性して、普段から気持ちが落ち着いてい

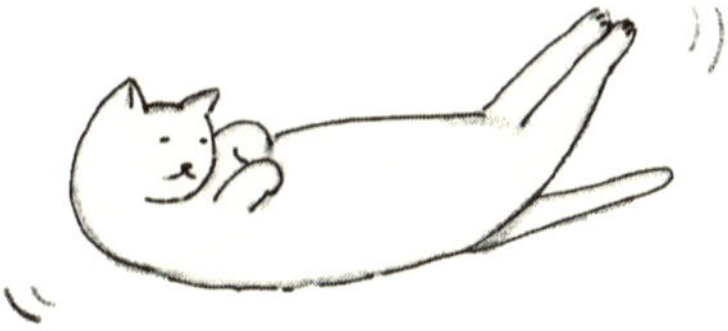

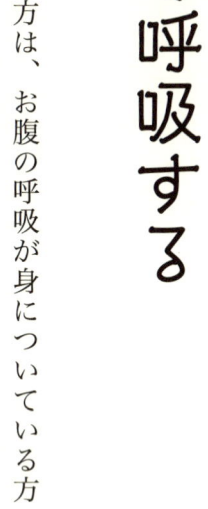

られます。

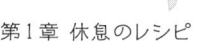

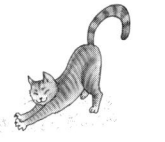

あなたの呼吸は、いかがですか？　息を吐くと、横隔膜が下に下がり、息を吸うと、横隔膜はゆっくり上に戻ってきていますか？

「あんまりハッキリしない」という方は、ぜひ、お腹を緩める呼吸を身に付けてください。日々の「生きている感覚」自体がラクにくつろいできますよ。

仰向けに寝て、膝を立て、尾骨を天井の方に向けて、ウエストの裏を床に押しつけます。

この姿勢で、お腹の筋肉を締めたまま、両脚を持ち上げ、自転車を漕ぐようにゆっくり回転させます。

息を止めてしまわないように、しっかり息を吐いてくださいね。

疲れたらお休みタイムもいれながら、2〜3分は続けます。

頑張りすぎる必要はありませんが、止めたくなって来たら、あと2～3回転させて……終わったら、膝も伸ばし、仰向けのまま大の字に休んで、呼吸を観察してみましょう。横隔膜が心地良く上下に動き、ひとりでにお腹にたっぷりと息が入って来ているでしょう？

1日に2～3分、この運動をしていると、すぐにお腹の呼吸は身に付きますが、もっと深々とからだに息を入れ、さらなるリラックスを追及したい方には、次の

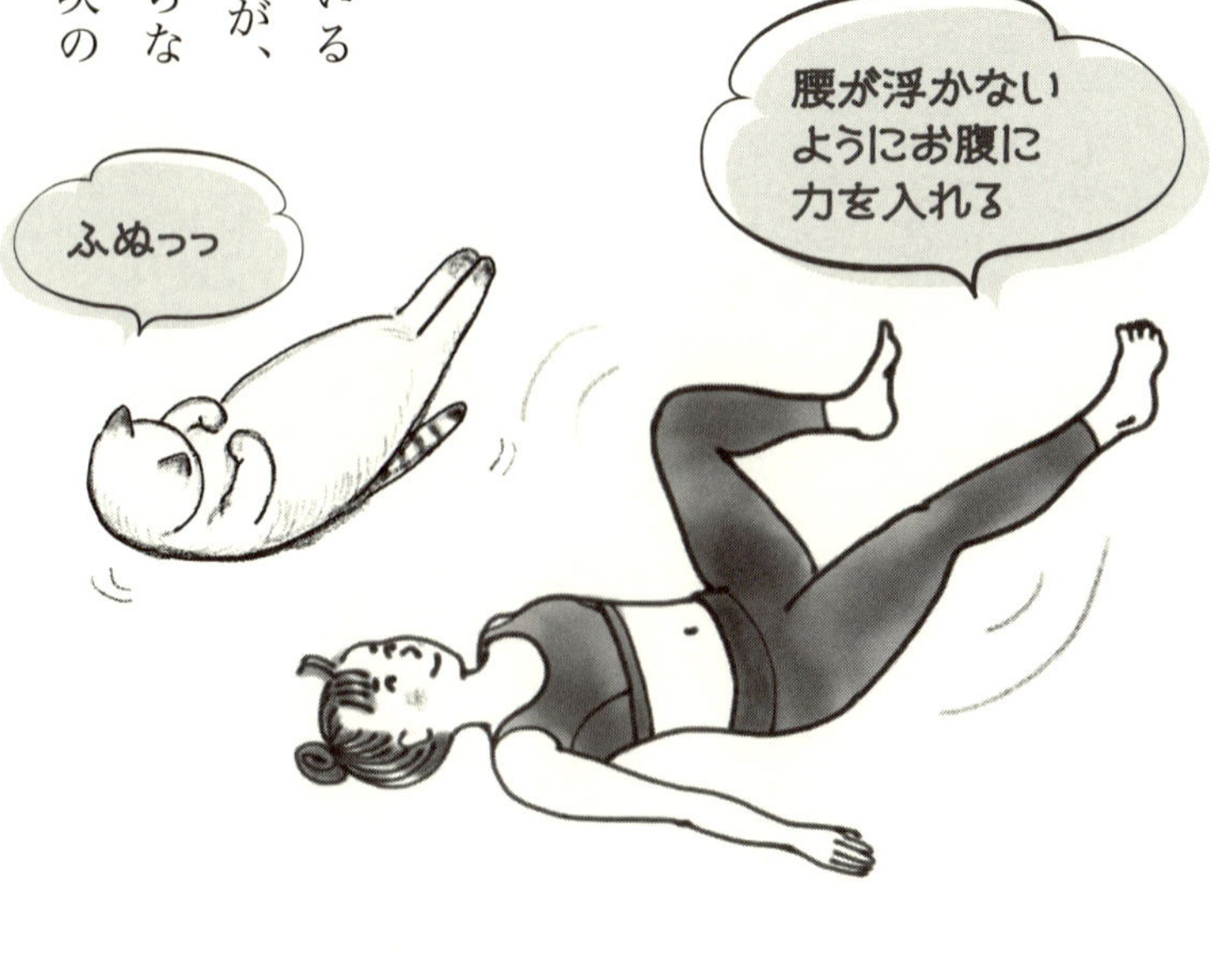
腰が浮かない
ようにお腹に
力を入れる
ふぬっっ

動きがお勧めです。

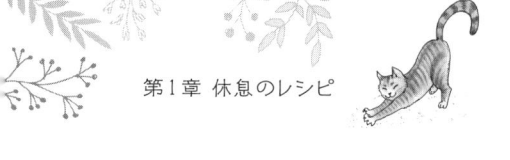

脚を広めに開いて立ちます。足先は少し外に向けましょう。

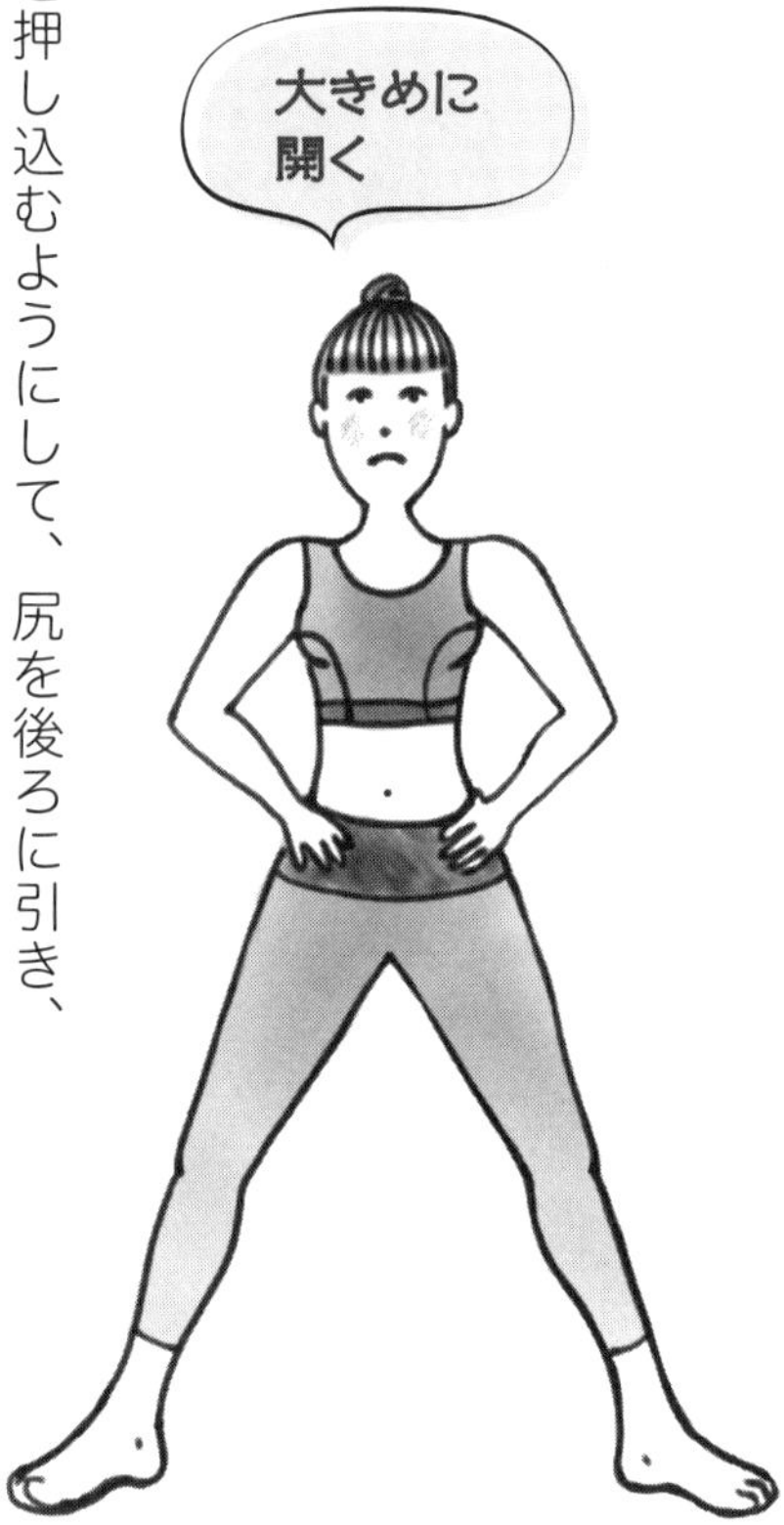

鼠蹊部を押し込むようにして、尻を後ろに引き、上半身を少し前に倒します。

手は太腿に置き、肘を伸ばして上半身を支えます。肩は後ろに引きましょう。その状態で、ゆっくり5回呼吸してください。

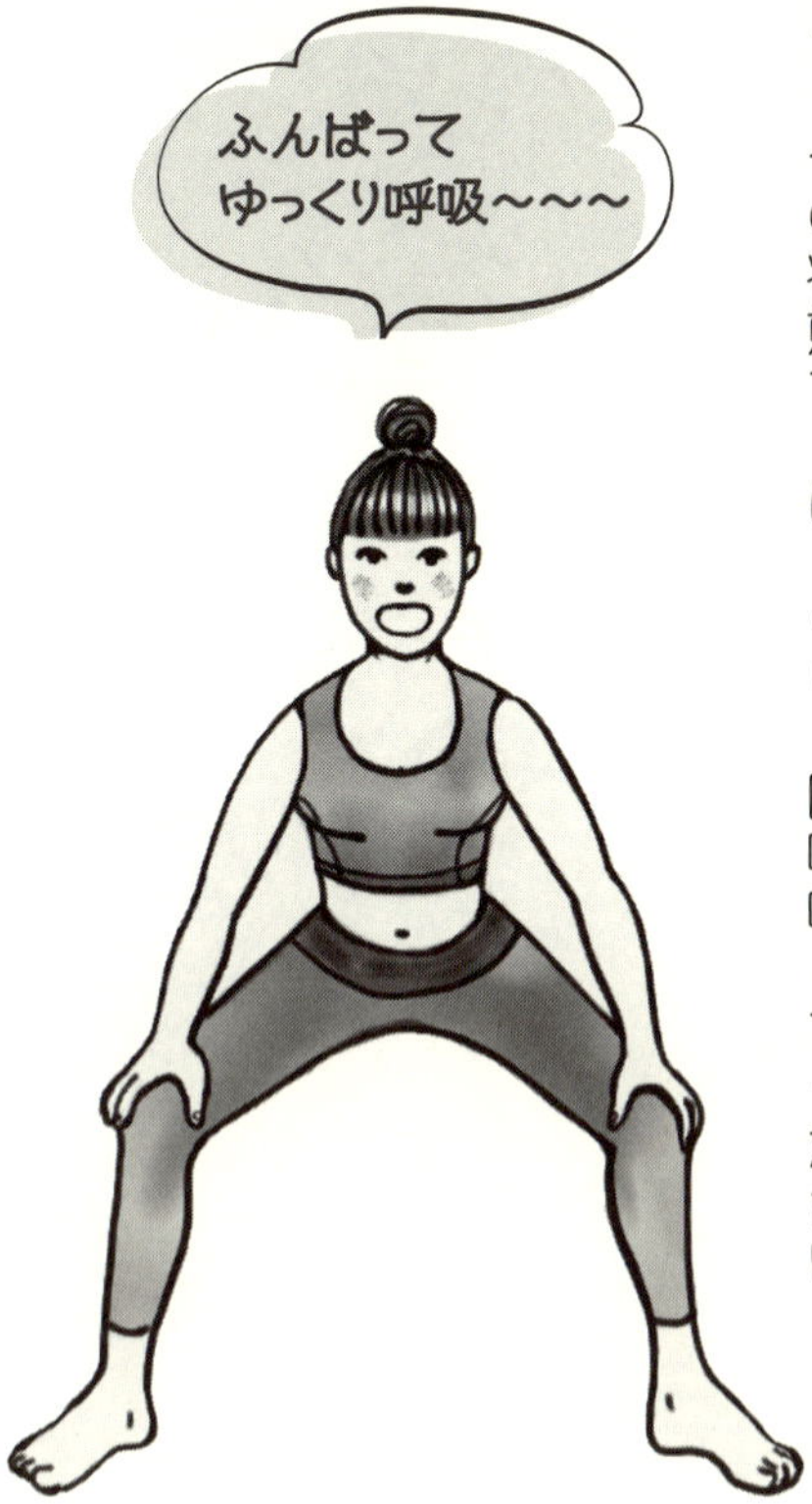

次の吐く息で、右肩を前方に突き出し、左肩を引いて、背中をねじります。

ゆっくり5回呼吸しながら、顎を左の肩に近づけていき、首もねじりましょう。

次の吐く息で、今度は左肩を前方に突き出し、右肩を引いて、反対側に背中をねじります。やはり、ゆっくり5回呼吸しながら、顎を右の肩に近づけていき、首もねじりましょう。

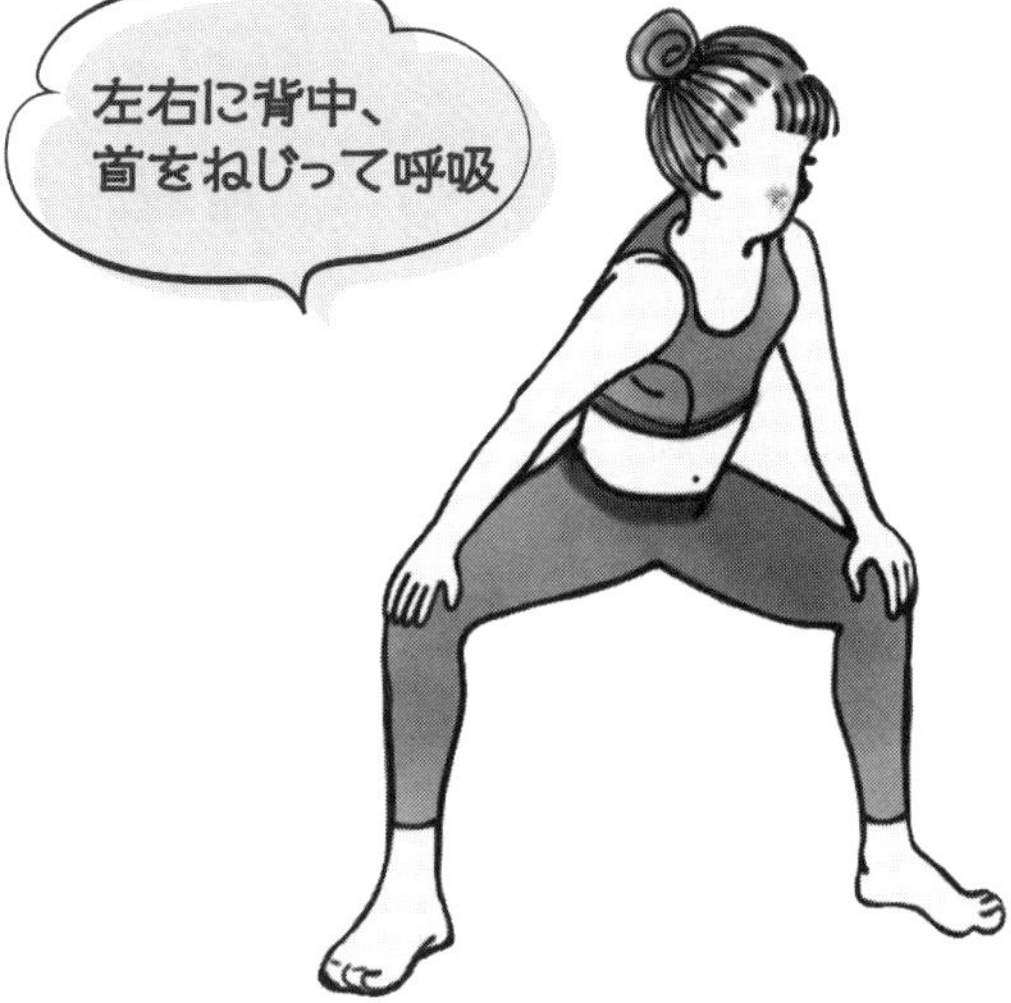
左右に背中、
首をねじって呼吸

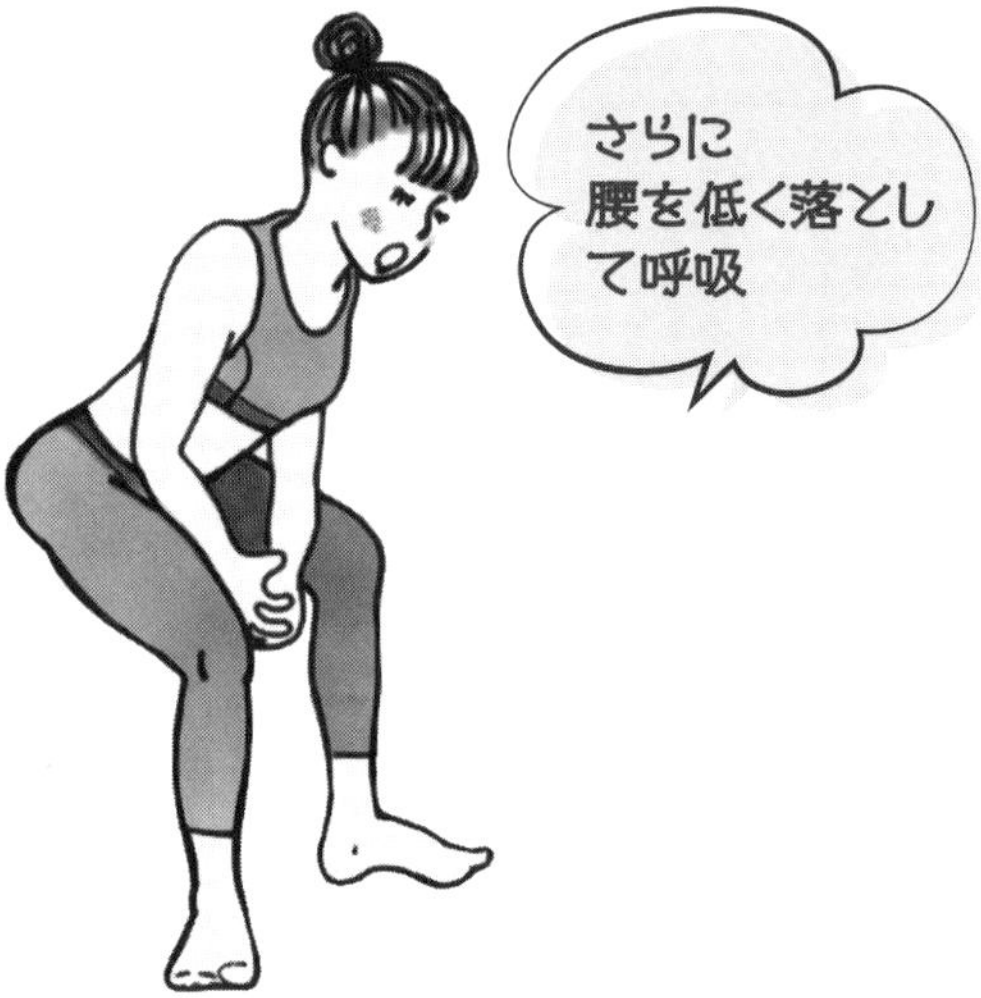
さらに
腰を低く落として呼吸

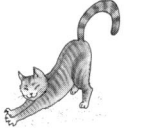

私たちはほとんど、「意識して」ねじることがないので、ゆっくりとねじる動きで、たくさんの骨や筋肉が喜びます。

5呼吸済ませたら、次の吐く息で正面に戻ります。

そして、もっと深くまで鼠蹊部を押し込んで、お尻を後ろに引き、体勢を低くします。肘を内腿に当てて、上半身を支えてください。尾骨をクルンと外に出すようにして、肩は後ろに引きます。この状態で、ゆっくりと最後の5呼吸。

吸う息で立ち上がり、そのまま仰向けに寝て、全身を緩めてください。

さて、呼吸はどう変化したでしょう？　お腹や下部肋骨だけではなく、下腹の方まで吸う息が届いていくのが、感じられますか？

そのまま安楽な呼吸を感じていると、ウトウトと眠くなってくるかもしれません。お腹の呼吸は、自律神経のスイッチを、交感神経（がんばる神経）から副交感神経（リラックス神経）へシフトさせてくれるのです。

眠りにくい時に試してみてください。お腹が呼吸するようになると、ひとりでに気持ちの良い眠りがやってきます。

休息のレシピ12

仙骨ヨシヨシ

今度は、「自分に優しくする」小さな動きです。幼かったころの柔らかな心が蘇ってきますよ。

まず、手を後ろに回して、お尻の真ん中を触って、尻尾の骨である尾骨にふれてください。そして、尾骨を上にたどっていくと、骨はだんだん左右に拡がり、背骨へと続きます。この左右に拡がっているところが、〔仙骨〕という骨です。英語ではsacral bone。日本語の〔仙〕と言い、英語の〔sacral（神聖な）〕と言い、何やら大切そうな響きですね。

仙骨にはたくさんの穴が開いていて、そこを出入りしているのは、たくさんの副交感神経。〈レシピ11〉でもお伝えした、リラックス神経です。

赤ちゃんをあやす時に、このお尻の真ん中（仙骨）を、ポンポンと軽く叩いたりします。すると、赤ちゃんからスヤスヤとした寝息が聴こえて来たりします。これは、仙骨を優しく刺激することで、リラックス神経がスムースに働き始めた結果です。

同じことを、自分にもしてみましょう。緊張を緩め、おだやかな気持ちになりたい時、自分の仙骨をヨシヨシとなでてみる、あるいはただ、手を当てて温もりを感じてみる、こうするだけで、何やらホッとして、肩や胸やお腹から余分な力が抜けていき、少し続けているだけで、呼吸が穏やかになります。それにつれ、心も「アンシンアンシン、大丈夫」という感じに変化していきます。

この地上は、誰にとってもなかなか大変なところだから、宇宙の創生が私たちのからだに〈気を抜ける場所〉を用意しておいてくれたのでしょうか。それを知っていた太古の人たちが、〈仙〉の字を当て、〈sacral〉と名づけたのでしょうか。

自分を優しく癒したい時に、いつでも、どこでも。

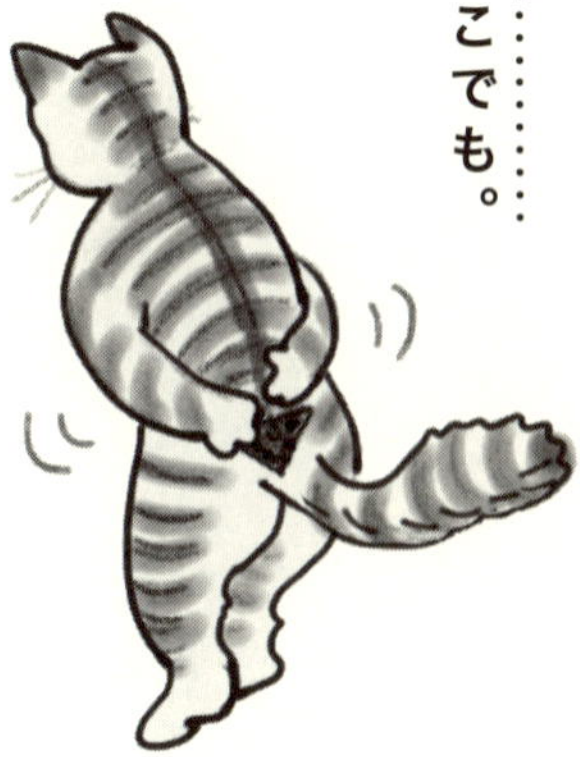

休息のレシピ 13

骨盤で呼吸する

次は、〈レシピ12〉からさらに進み、100%のくつろぎを得たい時に、是非試していただきたい呼吸法です。仙骨を自分の手でマッサージするのではなく、床に仙骨をマッサージしてもらうのです。

仰向けに寝て、膝を立てます。

床に当たった仙骨がゴツゴツして痛い、という方は、薄いクッションか座布団を、お尻の下に敷きましょう。ヨガマットやブランケットでも、もちろんOKです。

息を吸いながら、尾骨を床にくっつけて、仙骨上部を持ち上げます。

次は息を吐きながら、仙骨上部を床につけ、尾骨を持ち上げます。

尾骨から仙骨上部までがなめらかに接地していくように気を配りながら、ゆっくりゆっくり呼吸と動きを合わせていきましょう。

呼吸と動きが合ってきたら、からだから力を抜いて、この動きが全身に伝わっていくようにします。

気分に合わせて、出来るだけゆっくり動いてみたり、あるいは、吐く息でリズムを取りながら小刻みに素早く動いてみたり、どんなテンポが最も気持ち良いか、いろいろ試してみてください。

しばらくすると仙骨を囲む骨盤全体が、ユラユラ回転してきます。まるで、

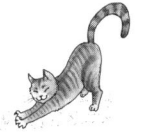

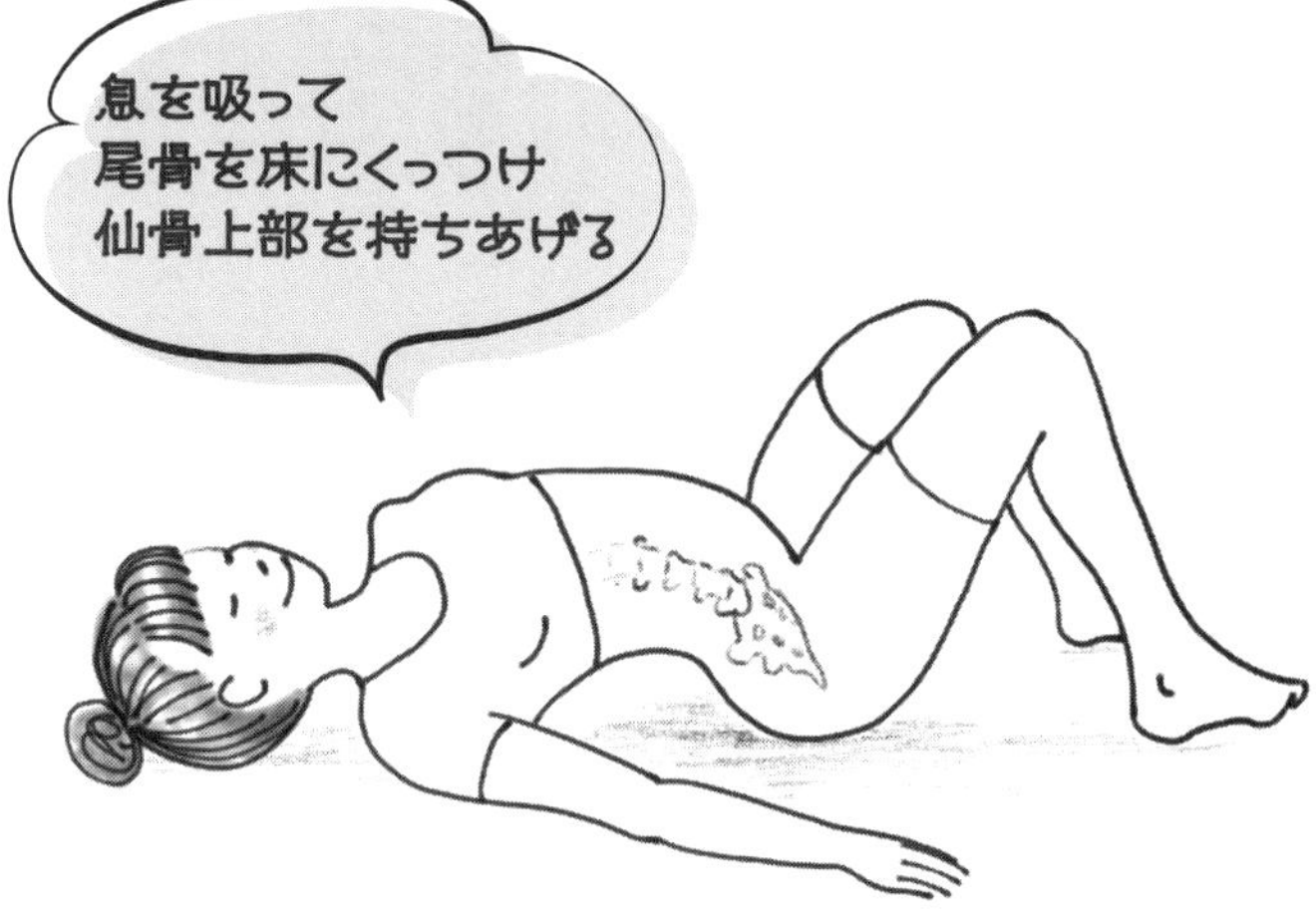
息を吸って
尾骨を床にくっつけ
仙骨上部を持ちあげる

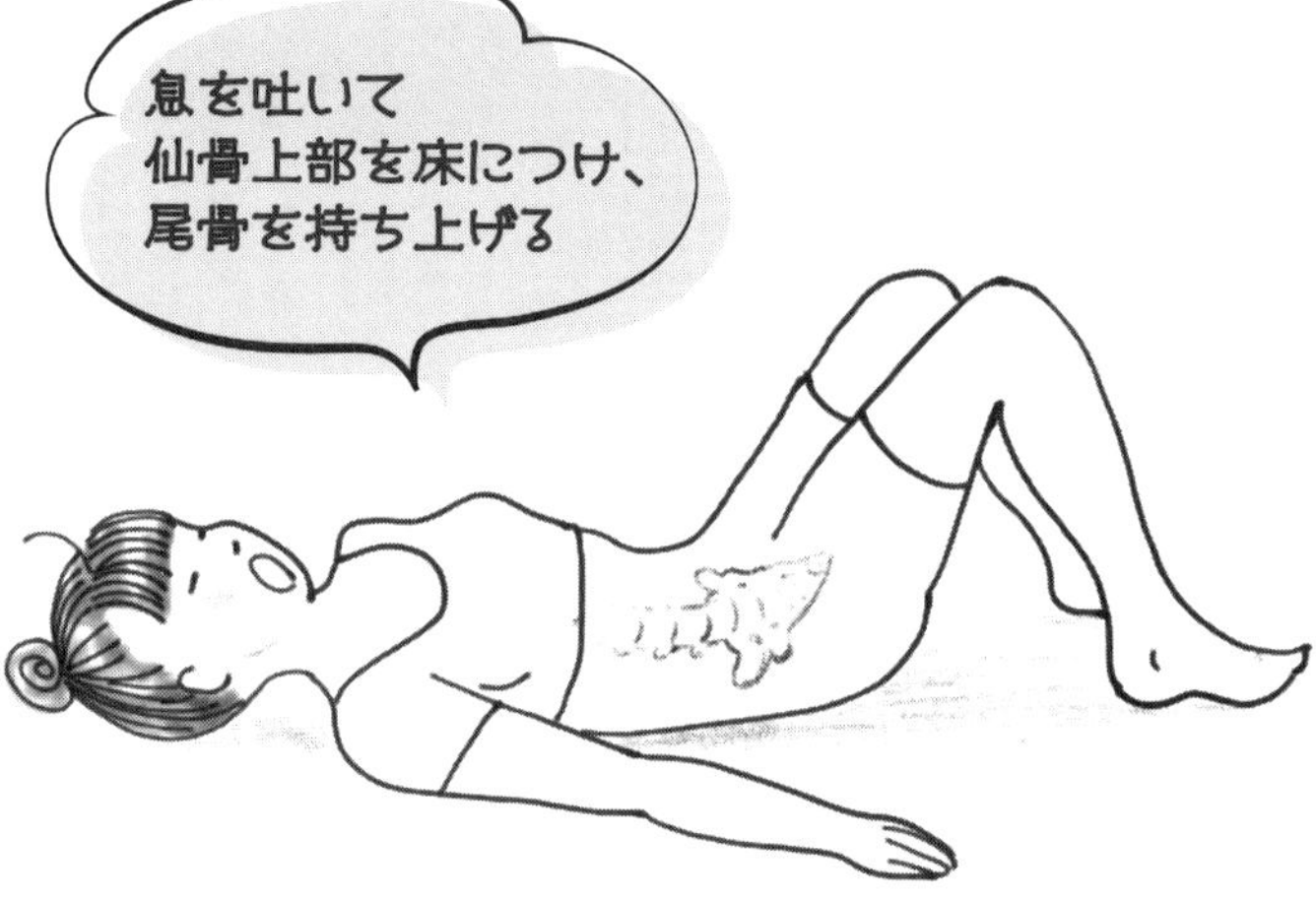
息を吐いて
仙骨上部を床につけ、
尾骨を持ち上げる

骨盤が呼吸をしているようになります。

これを3〜5分くらい続けたら、大の字になって休みましょう。心もからだも穏やかにとろけてしまいそうですね。

軽い腰痛にも効果があります。「腰が張って眠りにくい」時も、この呼吸を試してみてください。

休息のレシピ14

眼で呼吸する

ヒトは情報の95％を眼から受け取っている、と言われています。ましてやテレビ、パソコン、スマホなどが欠かせぬ生活アイテムとなっている今の社会、私たちの眼は常に疲労にさらされていると言っても過言ではありません。そして、眼の疲労は、肩コリや首コリ、頭痛にもつながっていきます。

日々懸命に働いてくれている眼に、感謝と安らぎをプレゼントしませんか？

両手を軽くこすり合わせて、温めます。そして、お椀を伏せた形にして、軽く閉じた両眼に当てます。お椀の中のホワッとした暖かさを感じながら、2〜3回呼吸しましょう。肩から力が抜けて、気持ちが落ち着いてきます。

次に、吸う息と一緒に、新しいエネルギーが瞼を通して内側に入ってきて、眼球から眼の奥まで行き渡る、とイメージしてください。息を吐くと、それらの領域で溜まっていた疲れが浮かび出してきて、瞼も手も通り抜け、大気の中に還っていくイメージです。

〈エネルギー〉でイメージしにくかったら、入ってくるエネルギーは大好きな色、出ていくエネルギーはくすんだ色、というふうに、色を思い浮かべるとやりやすいかもしれません。

また、息を吸いながら「いつも頑張ってくれてありがとう」、息を吐きながら「気持ち良く休んでください」を、心の中で両眼に伝えていくのも有効です。

4～5回繰り返していると、自然に呼吸がゆっくりしてきます。そうなったら、そのゆっくりペースに合わせて、吸い込むエネルギーや色を、眼の奥からさらに、頭全体に拡げていき、吐き出すエネルギー、色も、頭全体から大気の中に流れ出ていく、とイメージします。

さらに、慣れてきたら、循環のエリアが

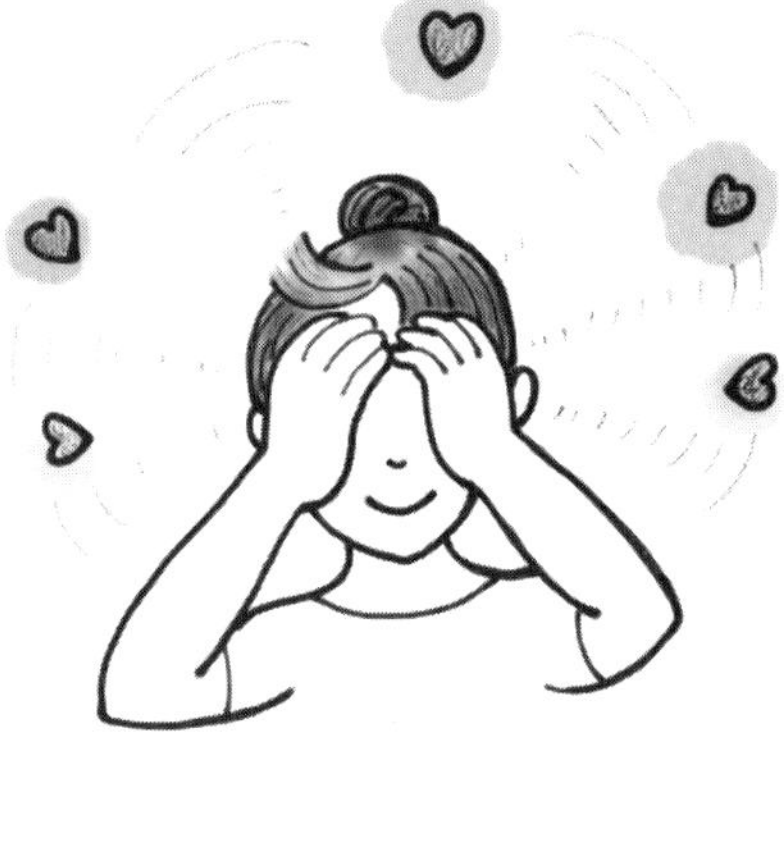

拡がり、頭から首まで温まり、疲れが抜けていく……首から肩、背中までラクになっていく……心ゆくまでイメージを拡げていきましょう。

両手を瞼からはずした時、ホワーンと力の抜けた眼、頭、首、背中が感じられます。

一日の終わり、湯船のなかで、私はよくこれをやります。眼に伝える「お疲れさま」は、自分全体に還ってきて、安堵のタメイキが漏れるほど極上の安息タイムを作ってくれます。

眼を酷使されている方にお勧め。毎日の簡単なケアが、【元気な眼】を蘇えらせます。

休息のレシピ 15

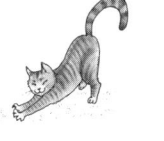

首の付け根で呼吸する

俗に「ぼんのくぼ」と言われる頭と首の境い目は、事務職のほとんどの方がカチカチに固まって、どこまでが骨でどこから筋肉なのか、判らないほどの「コリポイント」です。

「顎を出す」は、「くたびれる、へたばる」を意味しますが、まさに「顎を出す」姿勢になっているせいで、カチカチになります。固まると当然、頭部への血流が阻害されますので、脳細胞がくたびれ、へたばってしまいし

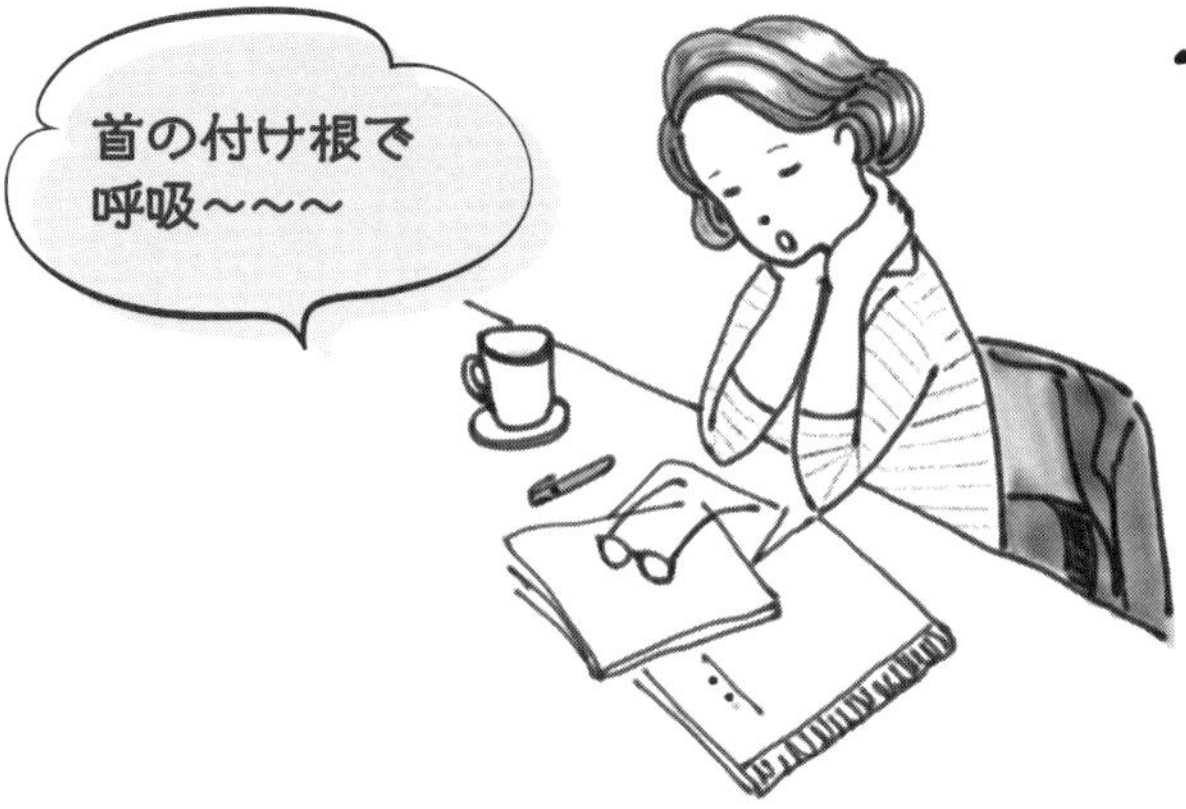

ます。

アタマがだるくなって能率が低下したら、休息のタイミングですね。

テーブルに向って座ります。お尻の一番下にある坐骨で椅子の座面を押すようにして、骨盤を立て、腰を伸ばしましょう。その体勢から、上半身全体を少し前に倒し、顎を下げます。両肘をテーブルについて、両手の中指を、軽く「ぼんのくぼ」に押し当てます。この時、肩は後ろに引くようにしてください。胸が開いて息が楽に通ります。眼は軽く閉じ、奥歯と奥歯の間をあけましょう。

ここから、呼吸と共にイメージを展開します。

吸う息と共に、両中指の先から温かいエネルギーが出て、軽く触れている「ぼんのくぼ」周辺に拡がります。吐く息と共に、溜まったコリが中指へと流れ込み、腕を通り抜け、息と共に外へ出ていきます。

数回繰り返して、呼吸が落ち着いてきたら、エネルギーが拡がるエリアを、拡げていきましょう。「ぼんのくぼ」周辺から、後ろの首筋全体へ、背中へ、そして最後に、顎周辺へも行き渡らせます。

自分のからだや呼吸に意識を向けると、必然的に外界への関心が薄れます。すると、心やアタマのざわめきが遠のき、「ここで生きている自分そのもの」が立ち現れてきます。これが、すべての〈休息〉の大きな鍵ですね。

「顎が出ているぞ」と気づいたら、いつでも。アタマがすっきりして、新たな力が湧いてきます。

休息のレシピ 16

蓮の花びらのなかで眠る

〈レシピ14〉や〈レシピ15〉をされて、実感されたかと思いますが、〈イメージ〉には、からだを内部から変化させる力があります。

たとえば、軽く眼を閉じて、レモンを思い浮かべてみてください。形だけではなく、手触りや香りまで、思い描きます。そして、そのレモンをガブッと噛む！

と、どうですか？

口の中に唾が溜まっていませんか？　何やら、すっぱい味が口のなかに拡がりませんか？

これが、イメージの力です。

今回の〈休息のレシピ〉は、思い切りイメージの力を、使ってみましょう。一日の最後、ベッドのなかに横たわった時に、試してみてください。

あなたのからだは今、蓮の花の中に横たわっています。まだ開き切らず、幾重にも重なる花びらが、あなたのからだを包んでいます。包まれて、守られて、アンシン、アンシン。からだから力が抜けていきます。

柔らかな花びらの、ほの温かい触覚

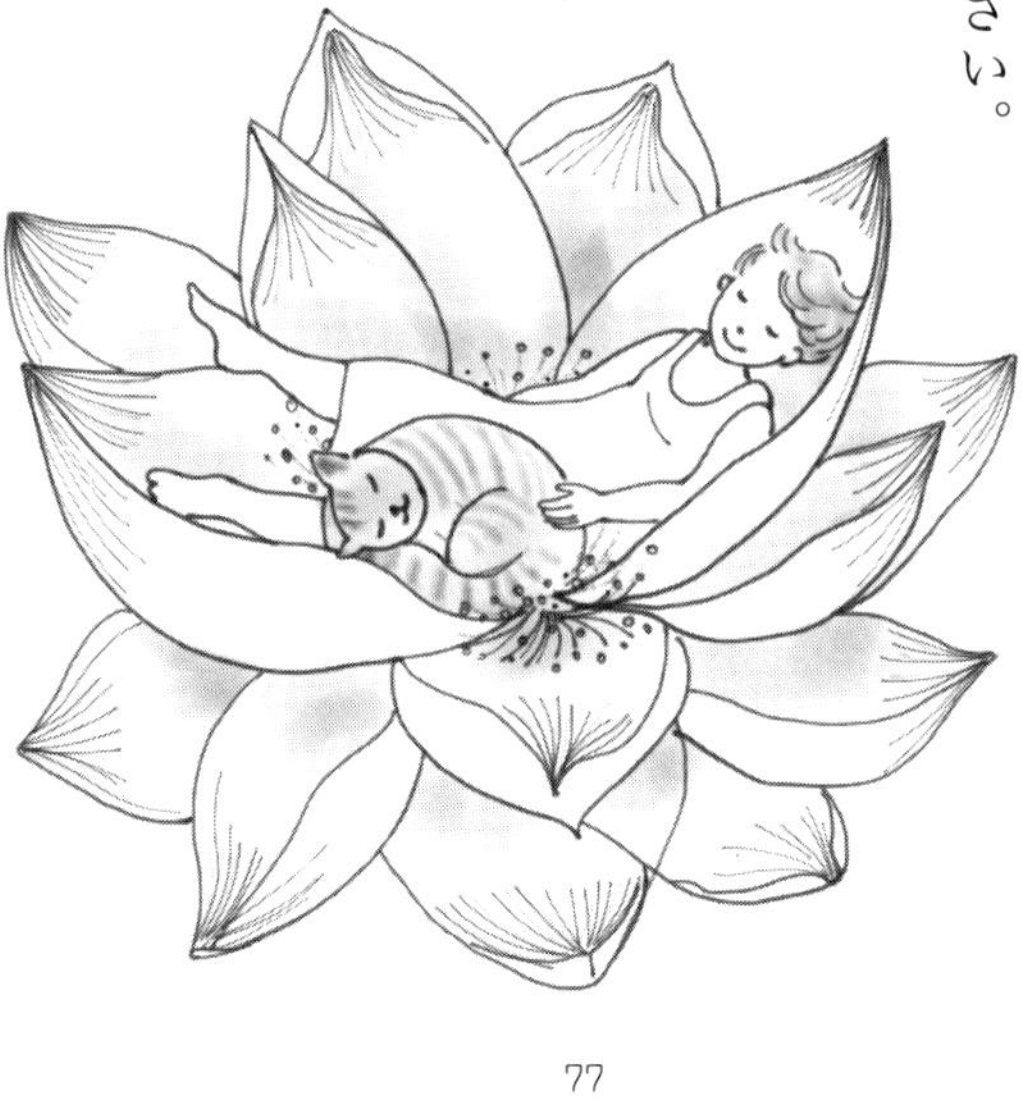

や、馥郁とした香りにも、意識を向けましょう。

蓮の花も呼吸しています。

花の呼吸に、あなたの呼吸を合わせていきます。

深々と静か。吸う息で少し花びらが拡がり、吐く息で、また元に戻ります。

あなたのからだも、それに合わせて、しずしずと拡がり、ゆっくりと戻ります。

花とあなたの存在そのものが一体となり、おだやかに呼吸しています。

ふるさとに帰っていく、蓮の花が運んでくれる。

夢みごこちのひと時。私は愛されている。私は愛されて存在している♪

もちろん、蓮の花でなくてもかまいません。あなたの好きな花や木の葉に包まれて、呼吸を合わせるイメージをしてください。スケールを大きくしたかったら、地球というお布団の上で、満点の星空に包まれて、宇宙と呼吸を合わせるのも素敵です。

……やがて、安らかな眠りが訪れます。

深々とした、眠りという休息を、味わいたい時に、どうぞ。

休息のレシピ17

瞑想は〔生〕の休息

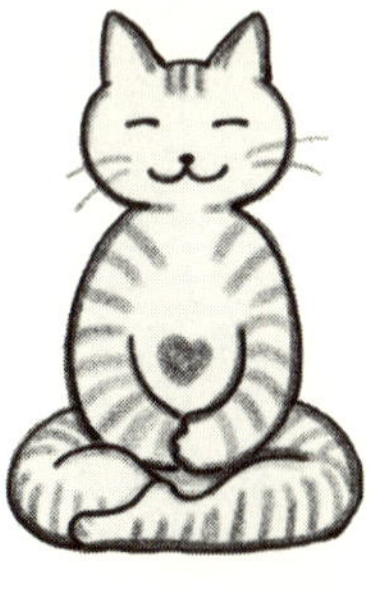

ヒトは、常に考え続ける生き物ですね。

だからこそ、自分の可能性を花開かせることもできるし、生きているだけで疲労する生き物。この宿命を受け入れ、ネガティブな面から脱却する方法として、古くから多くのヒトが瞑想を取り入れてきました。

こう話すと、「私、考えるなんて難しいこと、していないよ」と思われる方もいるかも知れませんが、ちょっと自分の頭の中を観察してみると……。

「今日の夕飯は何にしようかな？」「この献立だと、作るのに時間がかかり過ぎるかな？」

「あれ？　だれかに連絡するの、忘れていないかしら」「それは、後回しにして……」などなどなど、だれでも始終何かしら考えているものです。

こうした〔考え〕の中から、とりあえず優先するものを選び、行動していくわけですが、それが予定通りに行かなくなると、また混乱しながら考える。

「醤油が切れていたから、献立を変えなくちゃ」「この素材で何ができる？」「醤油無しで、うまく行く？」

………アワアワ………

こうした思考のエンドレスリピートを断ち切るのが、瞑想です。

知らず知らず脳にたまる疲れを一掃し、混乱しがちな心をスッキリ整える古典的なワークと言えましょう。

方法は、どなたもご存じの通り、とても簡単です。

骨盤を立ててラクに坐り、からだの力を抜き、背筋だけはスッと伸ばしておく。

軽く目を閉じ、静かな呼吸を保ち、アタマのなかを空白にしていく。

なにかの「思い」や「考え」が浮かんできても、それを追いかけないで、浮かび、移ろい、去っていくに任せる。

「思い」や「考え」を浮かばせないようにガンバル、ということをしない。

ひとりでに訪れる、時が止まるような、自分が消えるような、非日常のひと時に、すべてゆだねる。

これで、すべてですね。

しかし、言うはやすし、行うは難《かた》し。

いつまでも、いつまでも、〔思い〕や〔考え〕が浮かび続けることもあります。

そんな時は、もともと「思ったり、考えたりしない、からだ」に意識を向けることをお勧めします。

意識を向ける対象としては、〔丹田〕が良いでしょう。

ふたつの股関節を結んだ線の中央、肛門から少し上の、下腹の中央部です。

「あっ、〔思い〕が浮かんだ。〔考え〕が始まった」と気がついたら、すぐ丹田に意識を向ける。

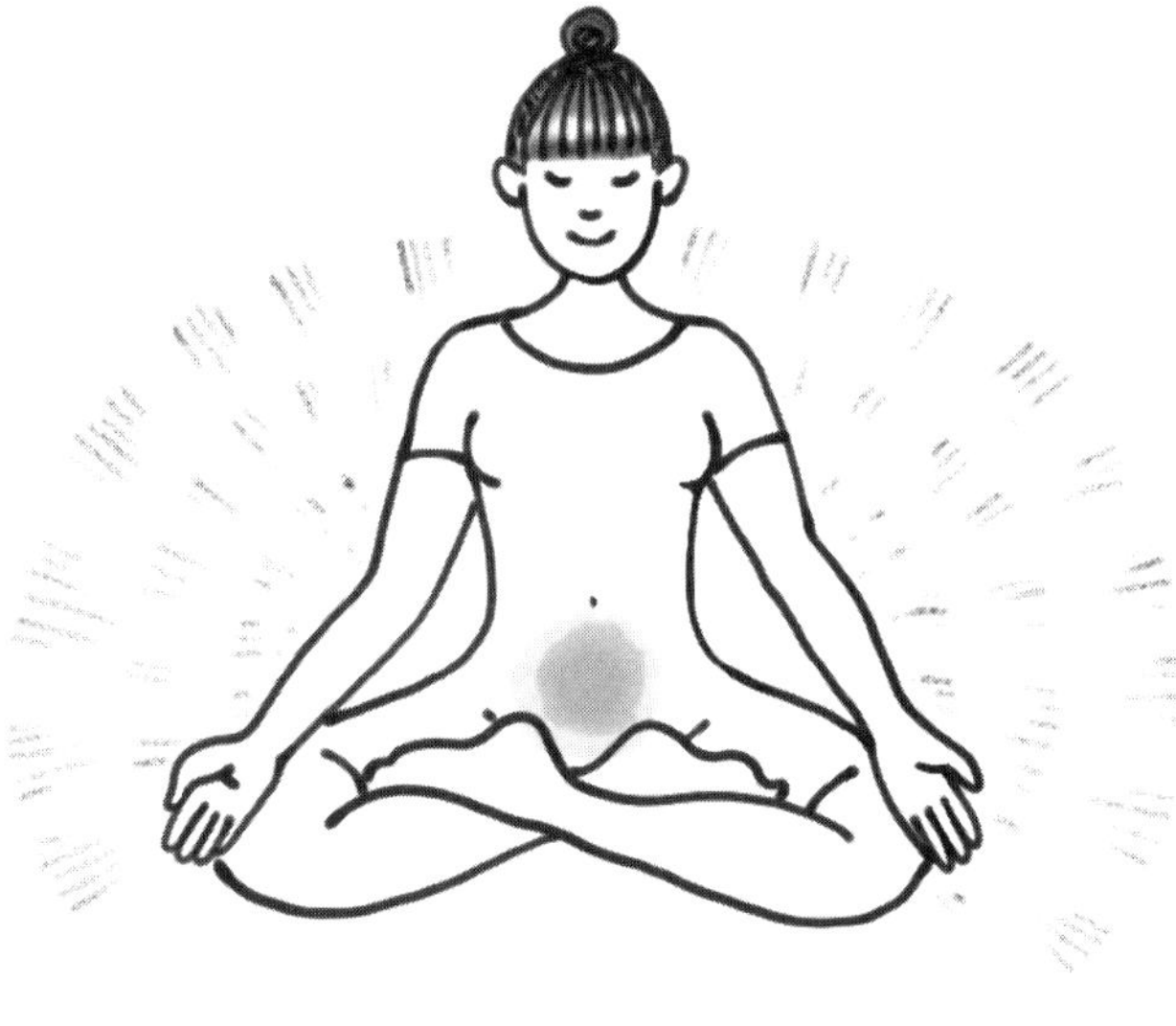

ただただ、これを繰り返す。

毎日続けていると、意識が〈丹田〉に留まり、頭の休息している時間が、少しずつ増えていくのです。


行う時間は、私の場合、10分〜15分がベストだと感じています。

このくらいの時間なら、気楽にできるからです。

朝、これをしておくと、混乱した「考え」に巻き込まれることが、いつの間にか少なくなります。「考え」が浮かんできても、それを観ている、もうひとりの自分が生まれ、そちらの自分が優位に立つ、という感覚です。

結果、一日が終わる就寝前まで、ヘトヘトに疲れるということがなくなります。

逆に、サボった日は、やはり、日々の出来事の混乱に巻き込まれがちです。

あまり気負わず、気長に続けていると、年どしに、瞑想こそが「生そのものに休息を与える」最強の方法であることが実感されてきます。

なお、3章の最後に、〔丹田呼吸〕をご紹介しますが、これはそのまま〔丹田瞑想〕でもあります。詳しいやり方は、この〔丹田呼吸＝丹田瞑想〕でご説明いたします。

トータルに自分をスッキリ、健やかにしようと思ったら、瞑想です！

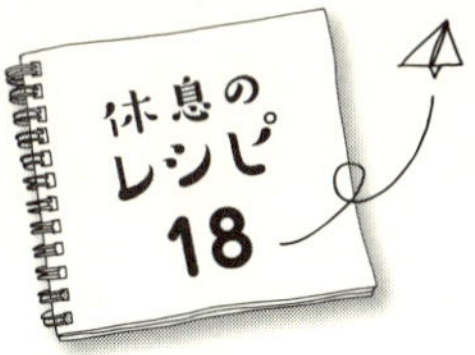

【イライラ感】さようなら！

からだを緩めれば呼吸は深くなる。呼吸が深くなると、身も心も健やかになる。

そのためのさまざまな緩め方をお伝えしてきましたが、「でも、感情はなかなか静まらない」と言う方、多いかもしれません。

日々のストレスやホルモンの変動は、騒がしい感情を、からだの内に渦巻かせたりしますね。

なんだかイライラする、ムカつく、怒鳴りたくなる、そんな時のためのワークをご紹介しましょう。

まず、顎に人差し指・中指・薬指の三本の指を軽く当てます。三本の指で、円を描くように顎をマッサージしながら、呼吸します。

鼻から吸って、口から吐きましょう。吸う時には口を閉じ、吐く時には口を開けます。

ムリのない範囲でなるべくゆっくり、5回呼吸。

指は顎に当てたまま、次に鼻から息を吸ったら、「ウオアエイ」と大きく口を動かしながら息を吐きます。これも、ゆっくりと、5回。

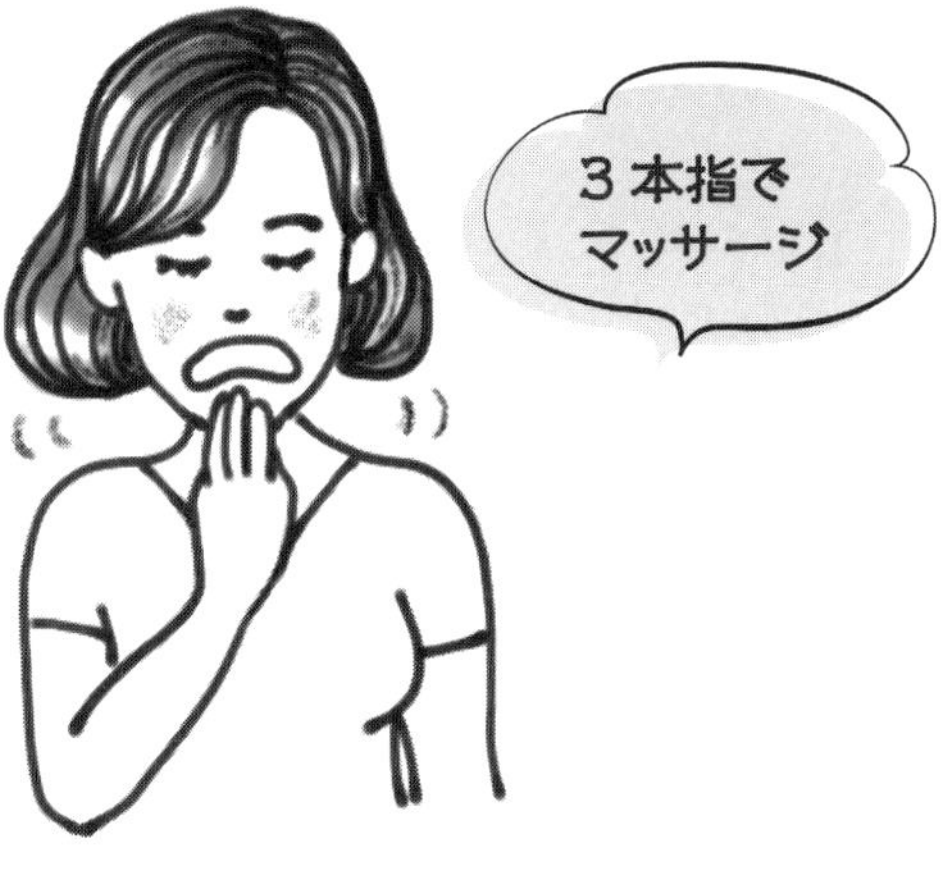

次に、親指と人差し指で耳たぶを軽く握ります。

そして、吐く息に合わせて、耳たぶを斜め下に引っ張ります。

一息ごとに、指の位置を上方へとずらしていきましょう。引っ張る方向も、斜め下から、だんだん真横へ。

耳の上の部分に差し掛かってきたら、今度は斜め上から上方へと引っ張る方向を変えます。

耳の下から耳の上まで一巡したら、オシマイです。

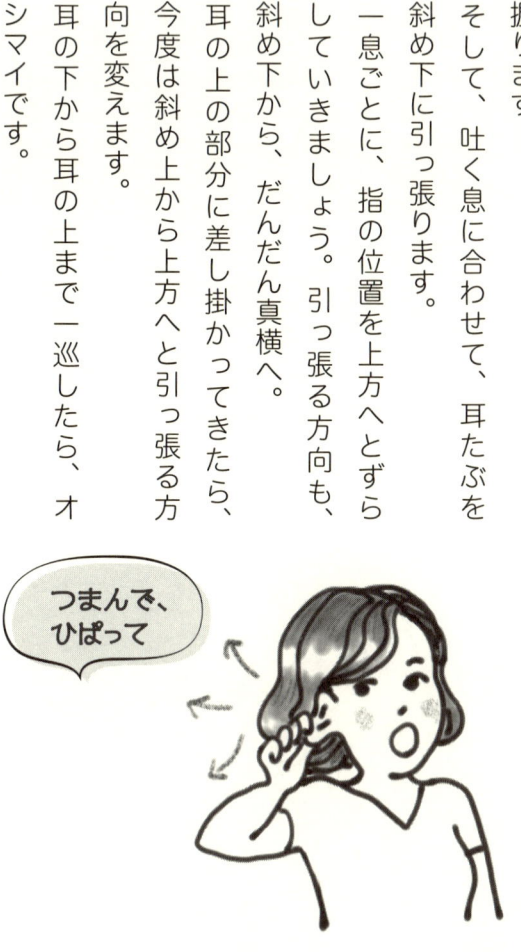

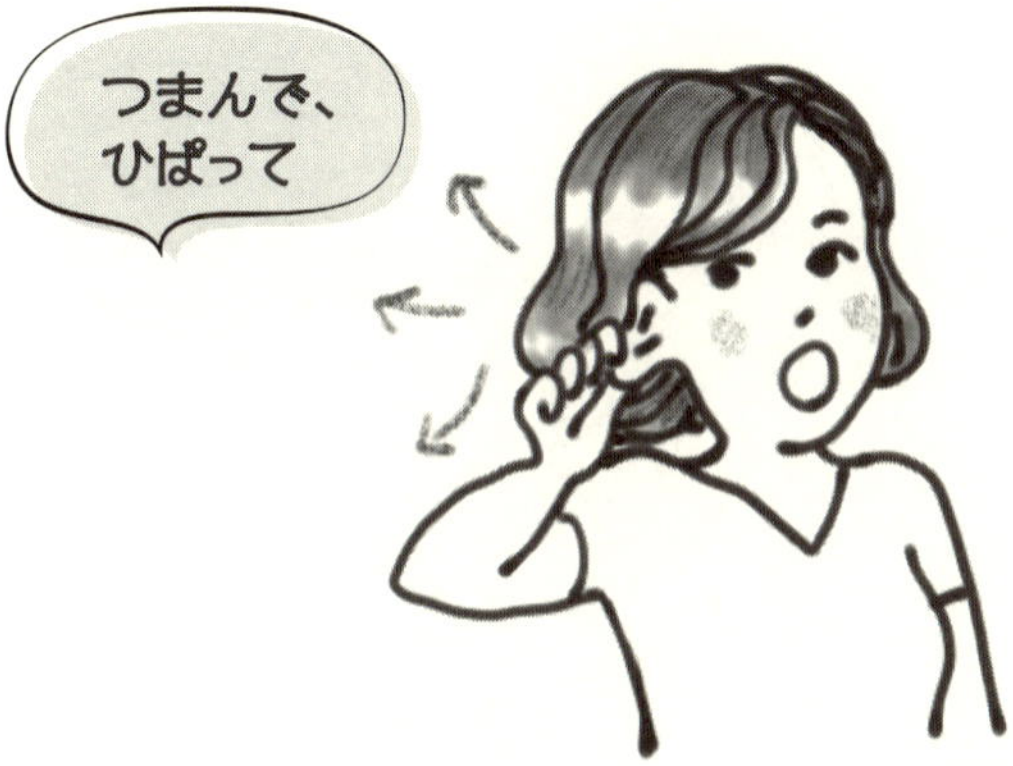

いかがですか？　不快な感情、納まりましたか？
大抵の場合、ワーク前より遥かに静かな気持ちになっていると思います。
しかし、「まだしこりが取れない」という時は、次のワークに進んでください。

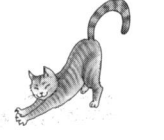

両手全体で、眼窩から額をそっと覆います。
机に肘を付いた姿勢だと、やりやすいですね。
額の奥には、前頭葉と呼ばれる脳があります。ここに呼吸をさせてあげましょう。
吸う息を前頭葉に送るイメージ

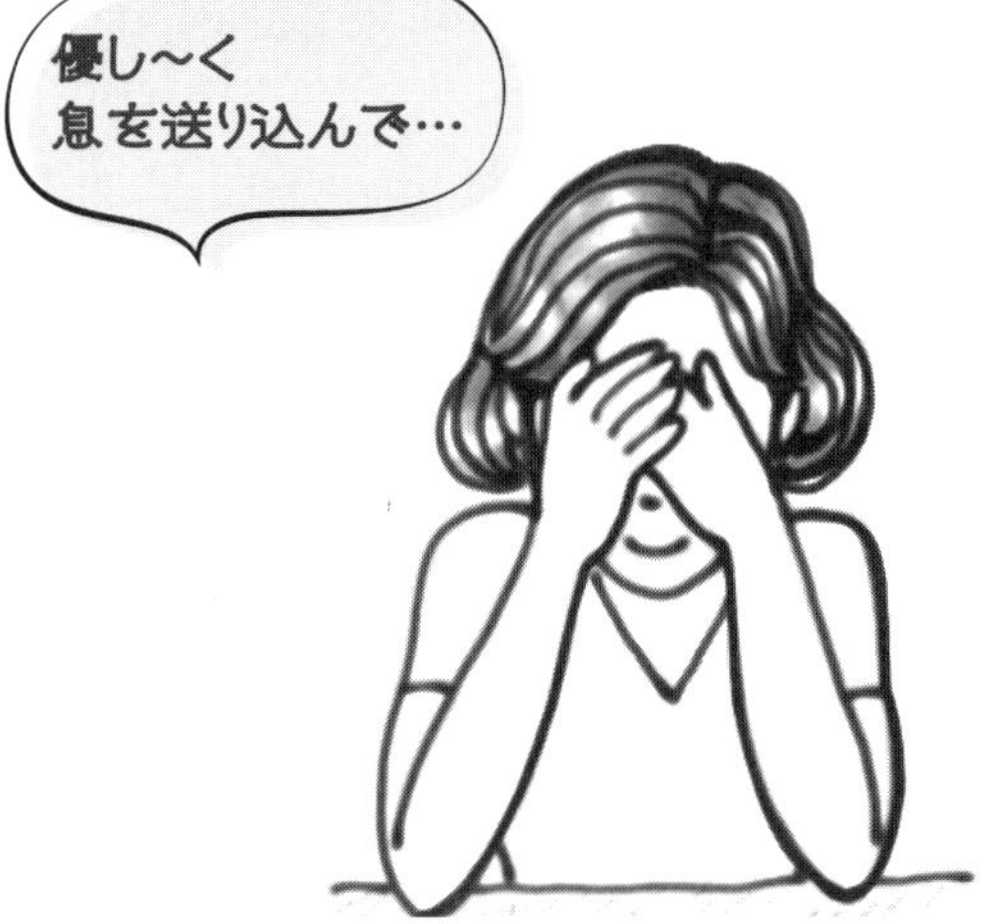

を描き、吐く息と共に、そこに残っているシコリや疲れをアタマの外に解放していく……。

「アタマが軽くなったな」と感じるまで、続けてください。

どの動きも、眼を閉じたまま行うほうが、集中しやすいでしょう。

さて、今度は、どうでしょう？

あなたと世界、再び和解しましたか？

イライラしたり、ムカついたら、ちょっと一息。顔と頭に〈ゆとりのスペース〉を取り戻そう。

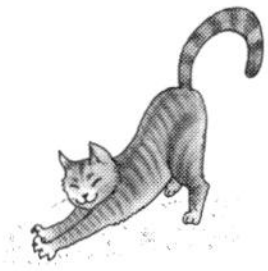

休息のレシピ 19

テンション上がりすぎで、うわの空

軽い興奮状態は、心地よいものですが、そのままの状態が続くと、〈自分〉からちょっと離れている感じ、浮き足立って落ち着きのない感じへと変わっていきます。

心とからだが、「もう、平静な自分に戻りましょう」の合図を出すわけですね。

そんな時は、呼吸に合わせて歩いてみましょう。

家の中でも、外でも、仕事場でも、どこででも出来ます。

大切なポイントは、〈足の裏全体を感じながら歩く〉こと。

吸う息と共に、片脚を上げます。

吐く息と共に、上げた脚を下ろすのですが、この時、踵から着地し、爪先までしっかり、床なり道に着けてください。

そして、足の裏全体で着地した状態を感じ取ってください。

それから、次の吸う息で、もう片方の脚を上げて行きます。

息を吐きながら、踵から爪先へとじんわり着地、吸う息で次の脚……この繰り返しです。

歩幅は小さくてかまいません。

呼吸に合わせる分、動きはゆっくりになります。

吸う息で一本脚になった時、少しからだがグラグラするかもしれませんね。

その場合は、目線をまっすぐ前に向け、前方にある「動かない物」に視線を定めます。

窓でも戸棚でも花瓶でも、戸外なら樹木でも看板でも、なんでもかまいません。ナニカに視点を固定する。

こうすることで、からだの安定が得られ、一本脚の足裏全体で、床や道路を、しっかり、じっくり押して行くことがラクに出来るようになります。

歩く動きと呼吸が噛み合ってきたら、イメージも加えます。

吸う息の時、足裏から地球のエネルギーが脚に流れ込んで、脚を上げる力になってくれる。

吐く息と共に、自分のエネルギーが足裏から地球に流れ、自分と地球が強く結びついていく。

一歩進むごとに、自分と地球はエネルギーを交換し、親密になり、
さらに一体になっていく。

このイメージと共に5分も歩くと、確実に気持ちは良くなり、きっともっと続けたくなりますよ。

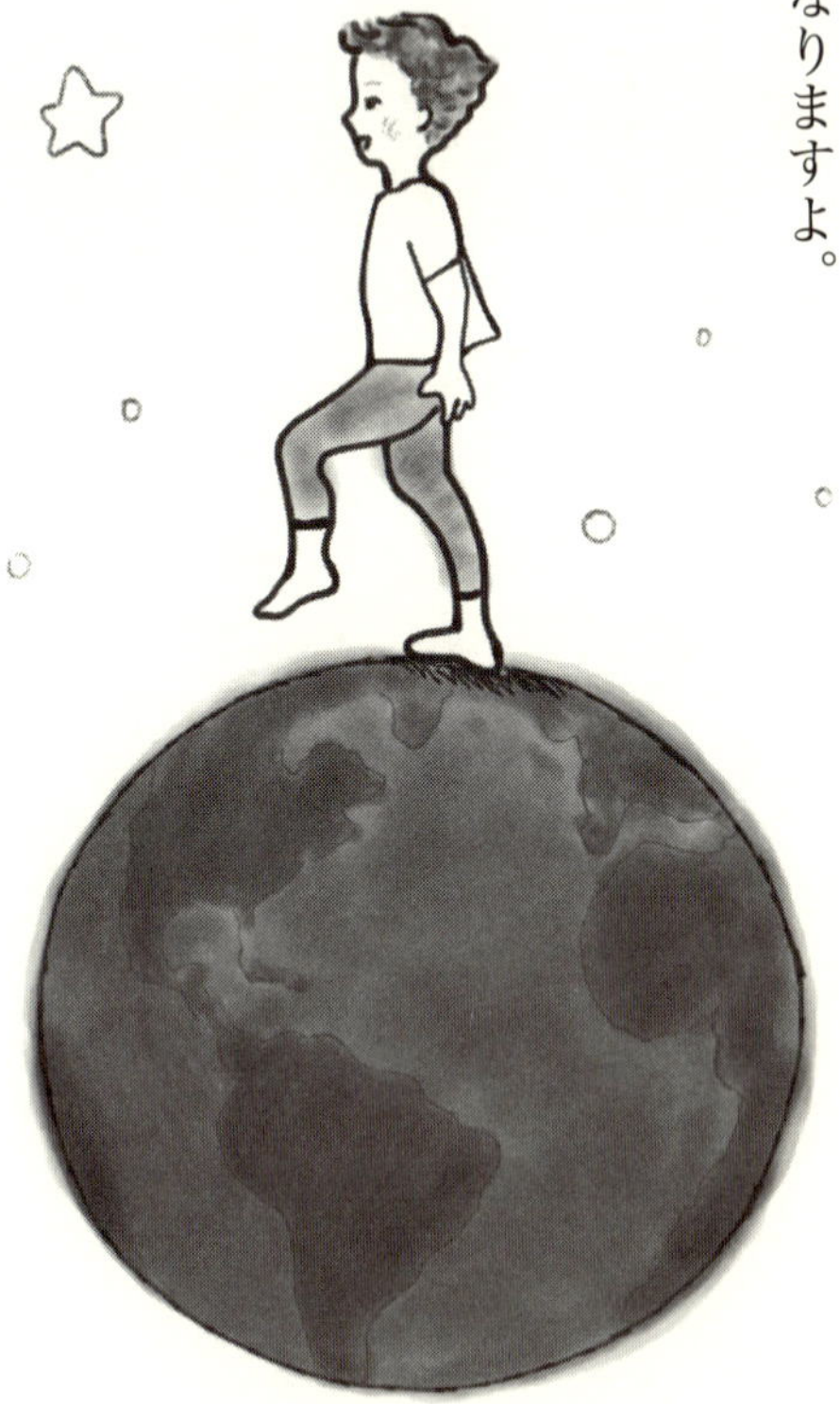

「浮き足立つ」とは、見事な日本語ですね。

浮いて立っている足は、地球とのつながりを絶たれた足です。

つながりが再び結ばれれば、〈自分〉が戻り、〈いま・ここ〉が戻り、心に新しいフィーリング（感情）が生まれています。

気が上がっている時、うわの空な時、テンションが下がらない時。地球が、あなたの味方になります。

休息のレシピ 20

悲しみが止まらない

悲しさって、胸がキュンキュンして、ちょっと痛くて、なかなか味わい深いですよね。人間ならではのメランコリー。

でも、これも長く続くと、気が沈み、生きるエネルギーが失われていきます。

そんな時は、香りに助けてもらいましょう。

エッセンシャルオイルの中で、柑橘系の物には、悲しみを癒す力があります。

スイートオレンジ、グレープフルーツ、ベルガモット、レモン、プチグレイン……。

その時々の心理状況によってピタッと来る香りが違いますから、悲しくなることの多い方は、自分好みのオイルを数種類用意しておくことをおススメします。そうしておけば、その時その時のピタッと来る香りを、自分でブレンドすることも出来ます。

使うときの基準は、「いま、好きな香り」を選ぶ、これが一番です。

エッセンシャルオイルの香りは濃縮されていて、とても強いので、キャップの裏から嗅ぐくらいがちょうど良いでしょう。

ティッシュに2、3滴落として、しばらく鼻に当てておくのも、どこででも出来るので便利ですね。オレンジ2滴とグレープフルーツ2滴、というように簡単にブレンドすることもできます。

時間のある時は、洗面器に40度くらいのお湯を張り、そこに合計で3〜6滴落とします。

洗面器に顔を近づけ、頭からすっぽりバスタオルを被り、洗面器から立ち昇る香りを嗅ぐと効率的です。

好きな香りほど、深く、ゆっくり嗅いでいたくなります。キュンキュンする胸に、心ゆくまで吸い込んでください。

深く吸い込んだら、今度はゆっくり、ゆっくり、最後まで、吐き切ります。しばらく続けていると、息を吐くごとに、胸の痛みや強張りが薄れていき、やがて「悲しみクン、さようなら！」にな

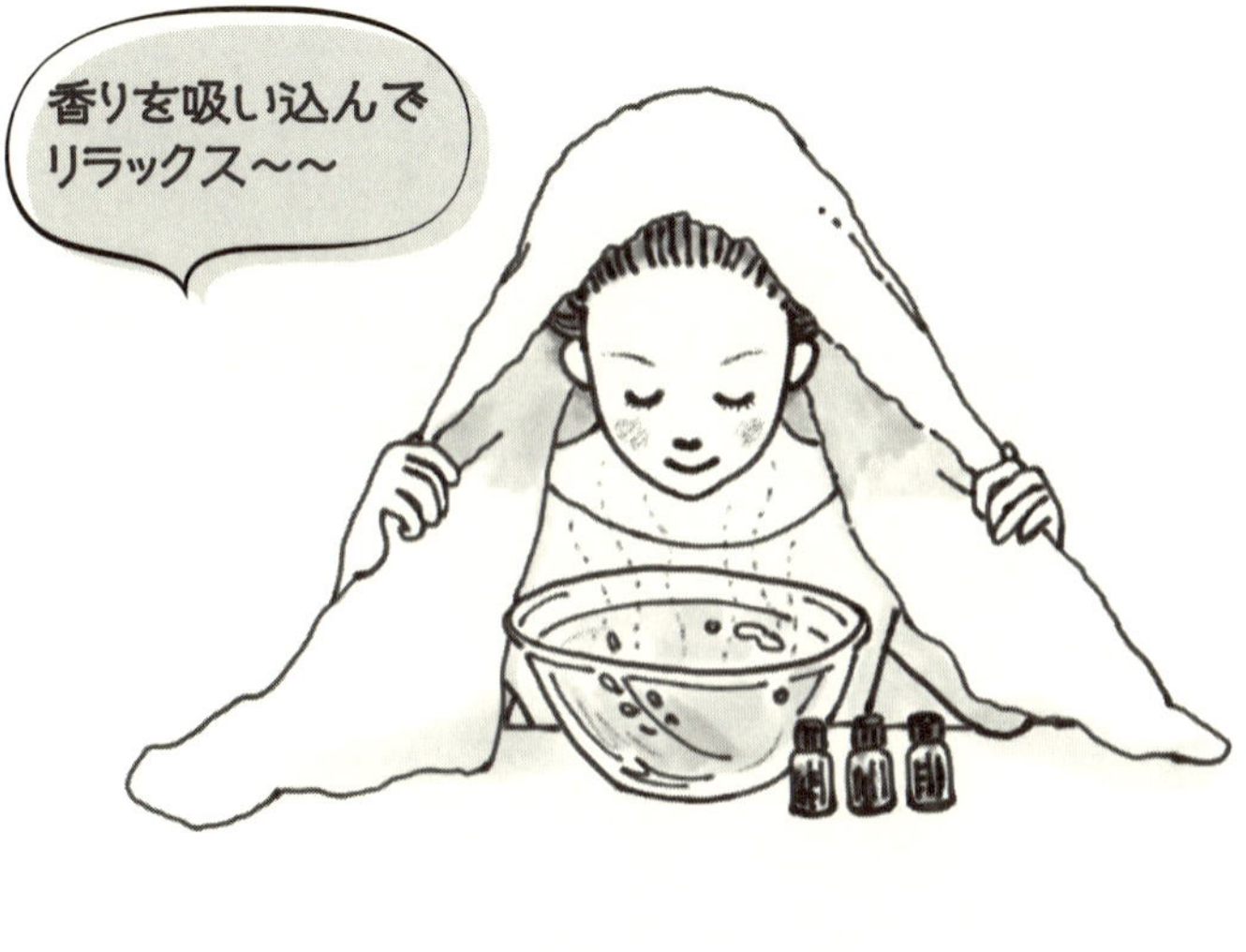

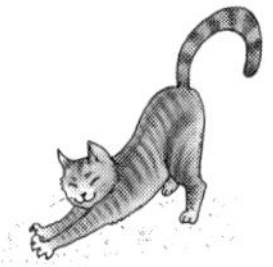

ります。

実はこれ、エッセンシャルオイルではなくても、その時好きだと思う香りなら、なんでも同じ効果があります。

みかんやオレンジを香りを楽しみながら食べるのも良いですし、白檀や琥《こ》珀《はく》の微妙な香りを愛用されている方もいます。

あるいは、夜になると強くなる木々の香りを探して、公園などに散歩に出るのもステキですね。

悲しい気持ちから離れたくなったら、香りを試してみましょう。

休息のレシピ 21

落ち込みや無力感を洗い流す

仕事上の失敗、人間関係でのトラブル……そんなことが続いて、自分が「ダメなヒト」のように思えてきて、そこから抜けられない。そんな時にはまず、ゆっくりお風呂に浸りましょう。

水には感情を洗い流し、心を浄化する力があります。

どうしても、お風呂に入る時間を取れない場合は、ジャブジャブ顔を洗ったり、ザーザー頭から被ったりして、ひととき凌《しの》ぎましょう。

これの延長線上に、修行者さんたちの滝行なんかもあるわけですから。

さて、お風呂を使う場合は、のぼせないように、ぬるめのお風呂にしてくださいね。

とっぷり湯船に浸かって、両手を使って、くまなく全身をなでていきます。

ポイントは、手の感覚に意識を向け続けること。

すべすべ、ザラザラ、ゴツゴツ、窪み、ふくらみ、骨張った感じ、筋張った感じ、滑らかさ、柔らかさ、堅さ、ブヨブヨの触感、引き締まった感じ、暖かさ、冷たさ、熱……手の触覚が、たくさんのことを伝えてくれます。

それをそのまま、「ふーん、私って、こんなにたくさんの〈感じ〉でできているんだ」と、自分全体を受け取っていきます。

鎖骨を優しくさするのも忘れないでください。とても癒されますよ。

さらに、耳の中も髪の毛も、どこもかしこも隅々まで、心を込めて触れていくと、どんどん自分が愛おしく感じられてきます。

手の滑りが悪かったら、ローションやオイルを使ってください。

時々なでる力を強くして、皮膚の内側を感じてみるのもステキです。

凝っているなあ、と感じたら、手は自然にそこを揉み始めるでしょう。

皮膚の内側の脂肪や筋肉、関節や骨、内臓まで、触覚の意識を拡げていきましょう。

どこもみな、感じるすべてが、「あなた」です。「あなたが生きていくことを支えている、あなたの味方たち」です。

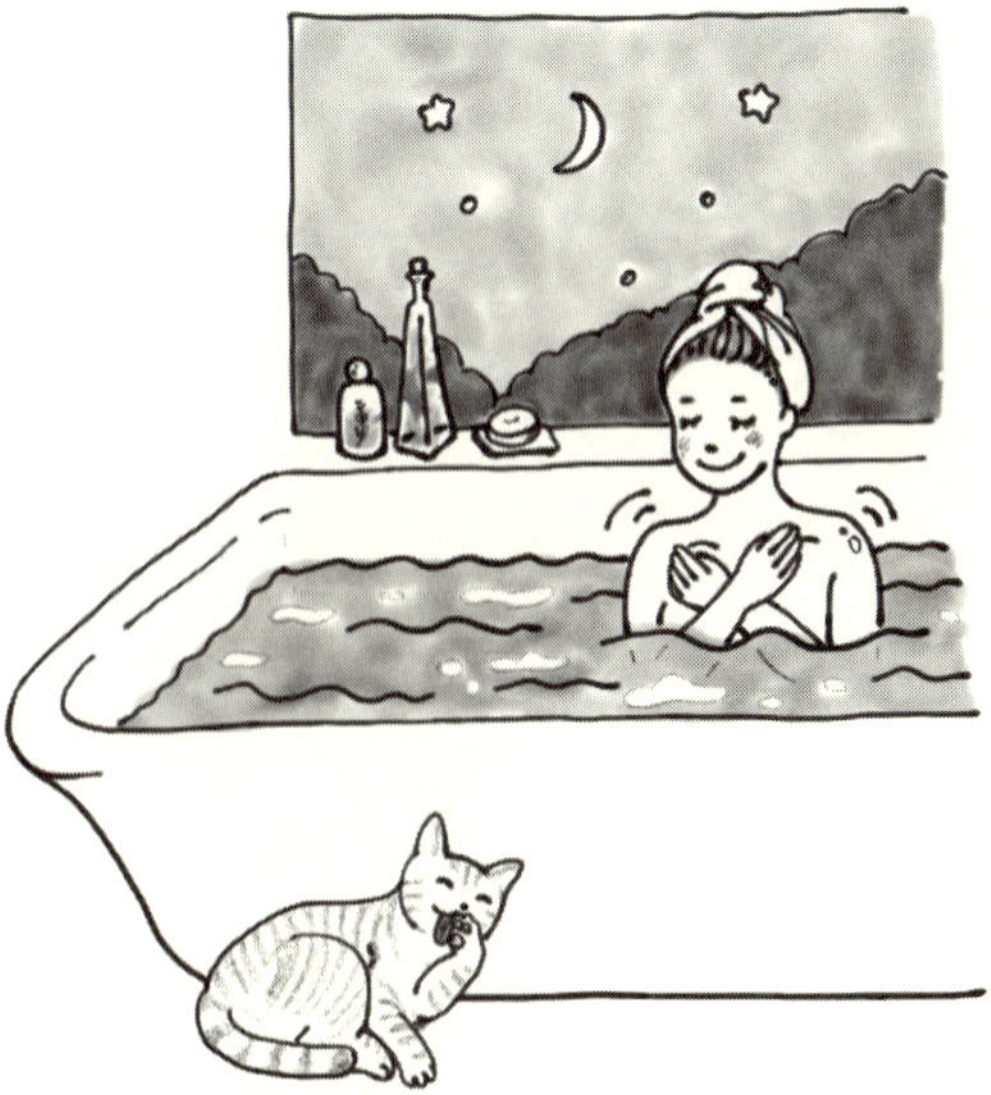

たっぷり自分全体に触れ、ふと気がついた時には、呼吸がゆるやかに、深くなっていて、いつの間にかネガティブな感情は、あなたから去っているでしょう。

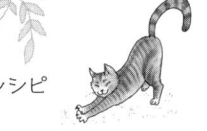

これが、「手の力」。

さて、気分はいかがですか？

「私はＯＫ」という確信を取り戻したい時に。

「私のすべて」と出会いましょう。

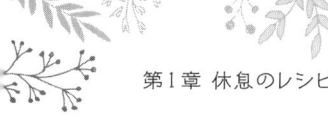

休息のレシピ 22

気持ちが萎縮して、緊張が取れない

これから大切な人に出会う時や重要な仕事のプレゼンテーション前……。なんとしても成果を得たい時。アタマでは、自分の力を十分発揮すれば良い、と判っていても、心臓はドキドキ、アタマはまっしろ、胸はアワアワになりがちですね。

上ずってしまう自分を抑えられない、もどかしい……。

こんな時は、「心をコントロールしよう」とすると、かえって、それが難しくなります。

心には手を付けず、からだと息を変えるところから始めてみましょう。

〈レシピ1〉～〈5〉は、とても有効です。この中で使えそうなものをやってみて、「それでもダメ！」という時は、次のワークを試してください。

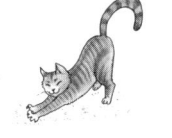

まず、今の自分のからだを感じてみます。

そして、緊張したり強張っている部分、あるいは熱を持っている部分を見つけます。

触れるところだったら、そこに手を当てて、静かに呼吸します。

その部分を意識しながら、息を吸い込み、吐く息と共に、その

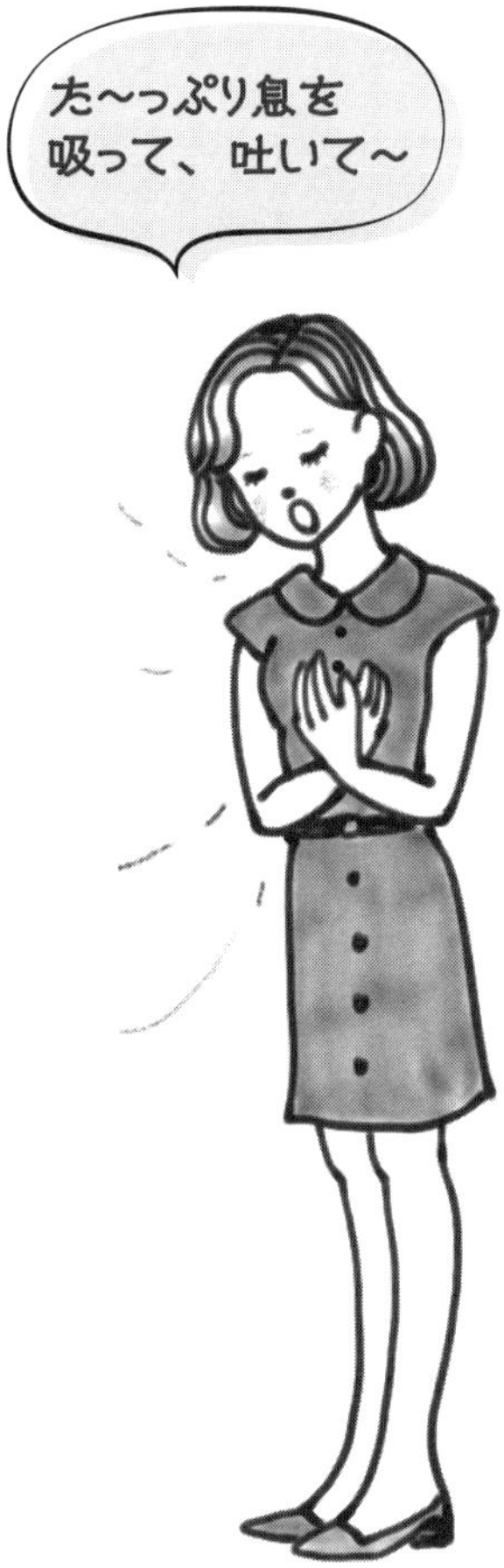

あたりの緊張が外に放出されていく、少しずつ、そのあたりが緩んでいく、とイメージします。熱の場合は、吐く息と共に熱が出て行くイメージを描きます。

5～6回続ければ、意識した部分の手触りが変わったことに気づくでしょう。呼吸も、ずっと落ち着いてきているはずです。

そうしたら、また、からだを感じてみます。次に訴えてくるのは、どの部分でしょう？

見つかったら、さっきと同様、そこに手を当てて、呼吸します。

イメージの作り方も、同様に。

一箇所、一箇所クリアにしていって、「もう、緊張したり、強張ったり、熱を発しているところは無いな」と思ったら、心の状態を感じて見ましょう。

心臓のドキドキは収まりましたか？　アタマは平静ですか？

緩んだからだと、たっぷりの息が取り戻せたら、必ず「いつも通りの自分」が戻ってきます。


平常心を保って、自分の力を発揮したい時は、まず「自分に戻るマ」を作ろう。


以上、呼吸を使って「さまざまな感情に対処する方法」をお伝えしてきましたが、「呼吸は使わない方法」も少しメモしておきますね。

その時の感情を、鏡の前で思い切り表現する。

たとえばオフィスで、呼吸を使うワークをしている時間など取れない時、化粧室に入って、悲しければ思い切り悲しい顔をしてみます。怒りが吹き上げていたら、鬼のような表情をつくってみます。感情に表現を与えると、その分客観性が戻って来て、鏡に映る自分を見ながら、自分で笑えたりするものですよ。

コツは、わざと思い切り大げさな表情をつくること。

そういえば、ストレスの多い苦情処理の仕事をしている私の友人は、時々、仕事帰りにＪＲの鉄橋下に行き、電車が通過する際の爆音に紛れて「ばっかやろー！」とか「くそったれー！」とか叫んで、気を晴らすと言っていました。

鏡の前でも、こんな所でも、あるいは窓を閉め切った車の中ででも、感情を一気に表現してしまうのもひとつの手ですね。

やるだけやったら、ニッコリ笑って、いつもの自分に戻ってください。

休息のレシピ 23

休息から元気へ

日々の暮しのなかに休息を取り入れるレシピを、数々お伝えしてきました。ストレス過多の現代を、健やかに過ごしていくには、まず、からだを緩め、ちゃんと呼吸することが必要だからです。

その上で、ここから先、休息のあとに新しい〔元気〕を作っていく、ふたつのレシピをご紹介しますね。

コトに立ち向かう〔やる気をつくる〕呼吸法でもあります。

最初にお伝えするのは、〔お腹を強くする呼吸〕。短時間で出来るところが、魅力的です。

たっぷりと息を吸って、吸い切ったら息を止めます。止めたまま、お腹に力を入れて一瞬お腹を引っ込め、それから力を抜いて、もとに戻します。

この〔お腹を引っ込め、戻す〕動きをリズミカルに10回繰り返し、その後、たっぷり息を吐きます。

一回の呼吸でかなり力を使うので、途中お休みを入れながら、数回繰り返してください。

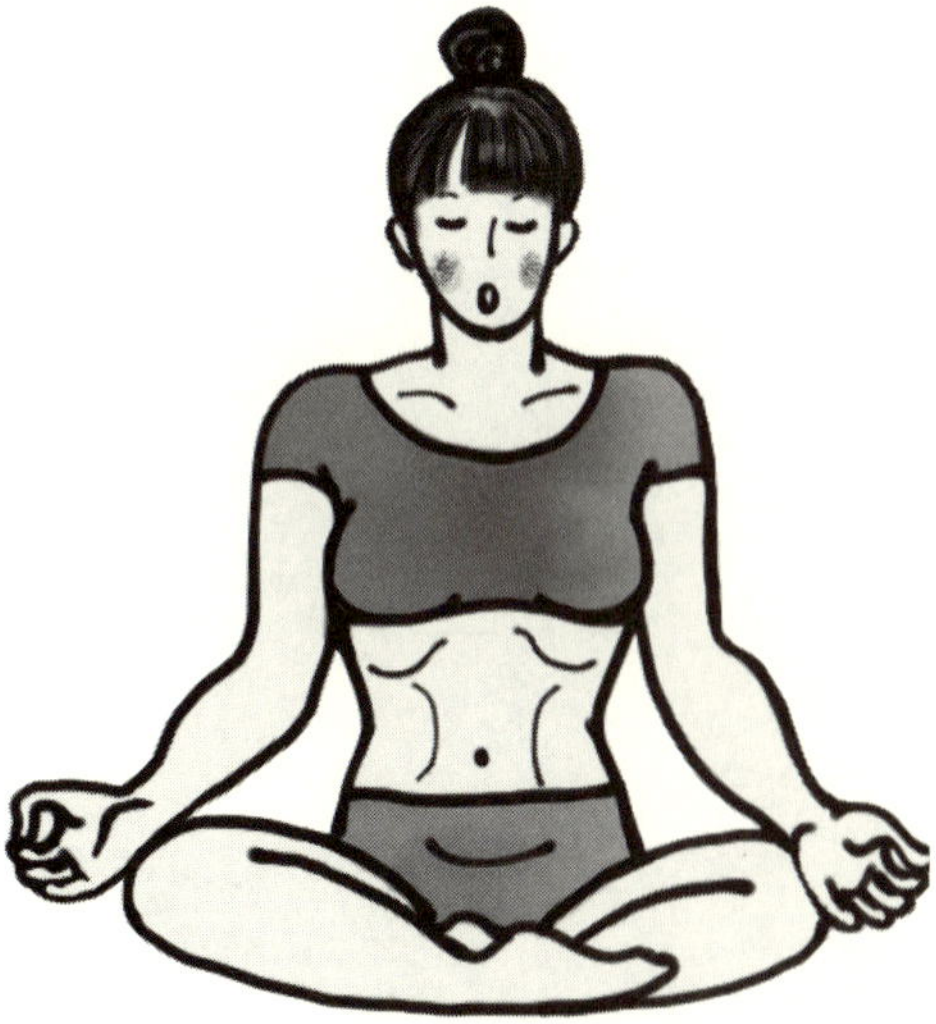

パアッと、からだが温かくなってきますね。お腹にたまっていた血液が、快調に全身に巡り出すのです。

頭はすっきりと、クリアになります。

短時間で効果抜群！　どんな場所でも、すぐ出来ます。

ただし、かなり強力な呼吸法なので、食後1時間と、入浴時や入浴後30分は、やらないでくださいね。

慣れてきたら、バージョンアップさせましょう。

先ほどと同じように、息を吸い切って、止め、止めたまま〈お腹を引っ込め、戻す〉を10回やったあと、少し息を吐いて、ここでまた、息を止めます。その後また〈お腹を引っ込め、戻す〉を10回続け、その後息を吐き切ります。

これで、一回の呼吸に〈お腹を引っ込め、戻す〉10回が、2セットになりました。

呼吸の機能がタフになってきたら、3セットまでバージョンアップしても、大丈夫です。

適度に休みを入れながら、自分好みの回数、繰り返してください。

〈やる気〉が出ない自分に活を入れる！　とても手軽なレシピです。

休息のレシピ 24

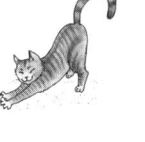

静かな元気へ

〈レシピ23〉が、「よっしゃあー！」という〔動の元気〕なら、これからご紹介するのは、持続的で穏やかな〔静の元気〕です。

しかしこれは、いくつかの〔休息のレシピ〕を行い、肋骨や横隔膜が自由に動くからだになっていないと、逆に浅い呼吸を作ってしまうワークでもあります。

深い呼吸が堪能できるようになってから、やってみてくださいね。

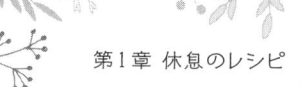

まずは仰向けに寝て、リラックスして練習してみましょう。左右の膝を立て、尾骨を天井の方に向け、ウエストの裏を床につけます。

そして、肛門をゆっくり締めていきます。すると、下腹に力が宿るのが感じられます。

この下腹の力を抜かずに、呼吸します。

吸う息で、肋骨全体を大きく拡げましょう。

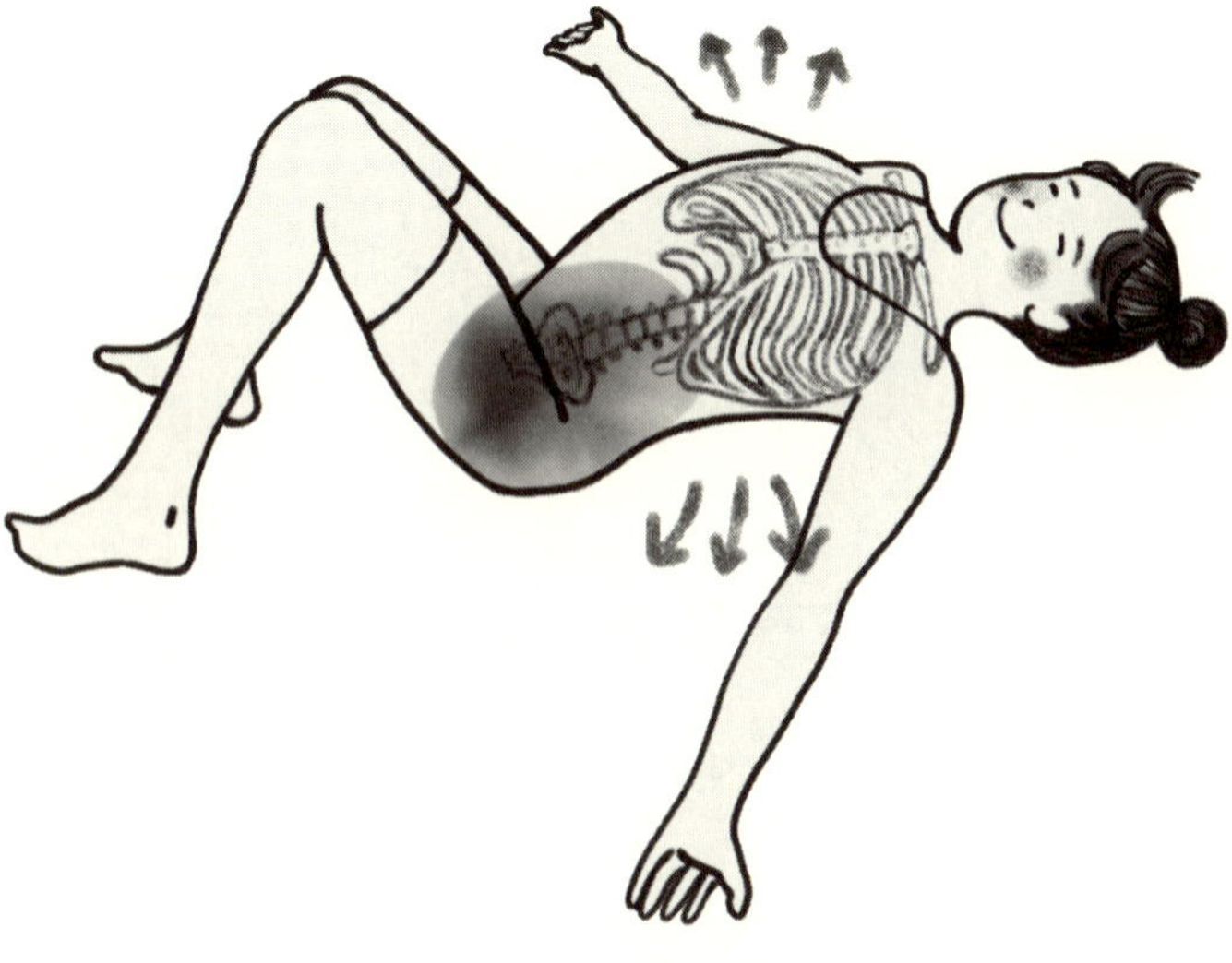

背中のほうの肋骨も十分拡げ、下部肋骨も左右上下に拡げます。ゆっくりと息を吐きながら、肋骨がしぼんでいく時、息と共にからだの力も抜いていきます。

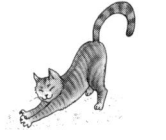

ただし、下腹に入れている力だけは、そのままキープします。しばらく繰り返していると、一息が少しずつ長くなり、また、吸う息と吐く息の間に、息を止めている時間が、自然に生まれてきます。

そうしたら、この〈息を止めているマ〉の時間もからだで受け取り、味わっていきましょう。

5分くらい続けたら、普通の呼吸に戻り、全身から力を抜きます。

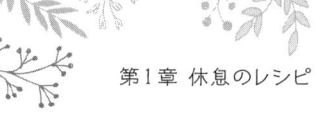

どんな気分ですか？

私は、この呼吸を行うと、自分という存在が〈しっかりする〉感覚があります。

「ちゃんと、ここにいるなあ」という感覚。

確かさと共に、静かな元気が心身に宿ります。

慣れてくると、坐っていても、立っていても、動いていても、この呼吸にシフトできるようになります。

いつでも、どこでも、自分に〈静かな元気〉を取り入れることが、可能になります。

自分を心もとなく感じる時は、これ！　肋骨を活躍させます。

注）この呼吸は、３章でご紹介する〔丹田呼吸〕と、やや紛らわしいかもしれません。

両者の違いは、〔丹田呼吸〕が、吸う息の時に下腹の力を抜いていくのに対して、この呼吸は、吸う時も下腹の力を抜かない、という点です。

その違いがあるため、〔丹田呼吸〕は、そのまま瞑想に入っていける呼吸になり、一方、こちらの呼吸は、瞑想には向かず、むしろ活性へ展開していく呼吸になります。

第2章

息を吐いて、アンシンアンシン

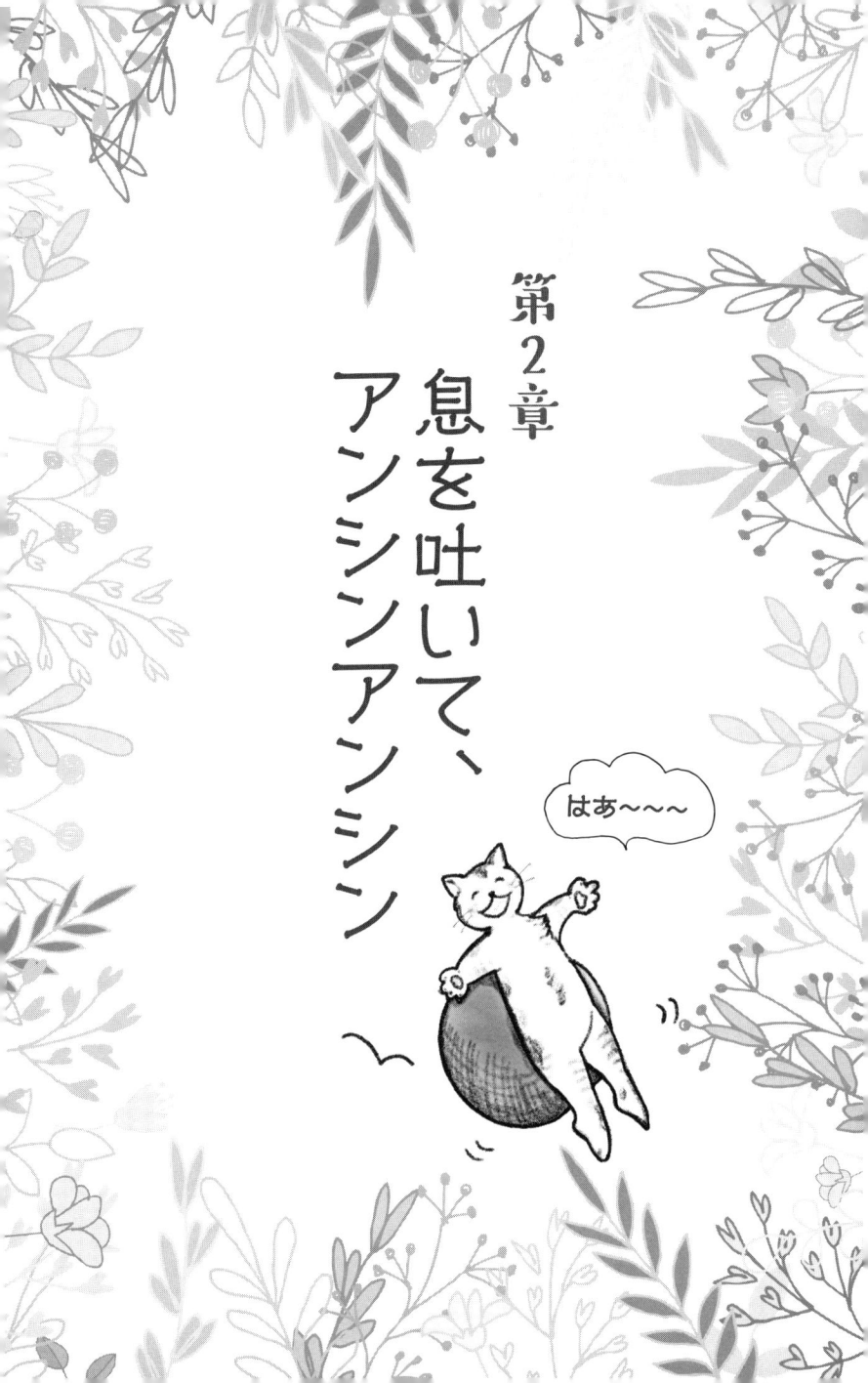

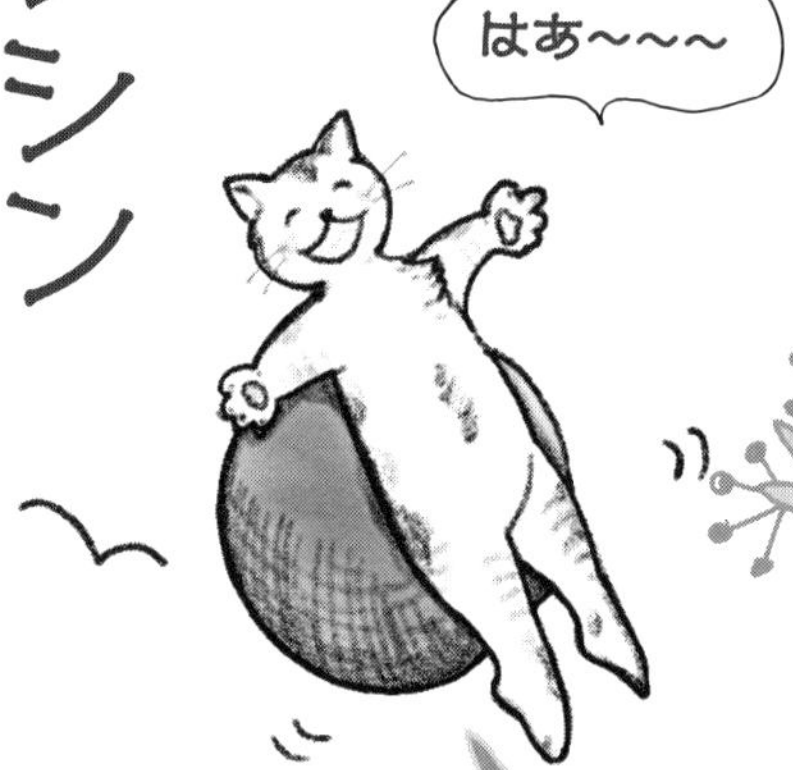

第2章 息を吐いて、アンシンアンシン

〈1〉息という栄養

私たちが息をしている時、からだの中でどんなことが行われているか、ご存知ですか？

吸った息は、まず気管支に入り、気管支を取り巻く約6億個の肺胞に届けられます。すると、6億の肺胞ひとつひとつを取り巻く血管が、入ってきた息から酸素を取り込み、二酸化炭素を放出します。

血管の外に出た二酸化炭素は、気管支を通り、吐く息となり、からだの外

に出ていきます。

新しい酸素を取り込んだ血液は、まっすぐ心臓へ送られ、心臓というポンプに押し出され、からだ中を駆け巡り、からだ全体に酸素という栄養を配ります。

生涯休むことのない肺と心臓のこのペアワークによって、私たちの「生」は成り立っています。

脳も内臓も筋肉も骨も、一息ごとに供給される酸素という栄養をもらって動き、生きています。ですから呼吸に意識を向けることは、自分の「生」そのものに意識を向けることなのです。

呼吸が浅くなると、〔酸素の取り込み〕も〔二酸化炭素の放出〕も、わずかな量になってしまいます。それでも、からだには常に新鮮な酸素が絶対に必要です。

そこで、「1回で足りなければ、何回も！」と、せっせと早く呼吸して、酸素量を間に合わせようとします。

呼吸はまるで「あわただしいフイゴ」のようになり、呼吸に携わる筋肉はオーバーワークで疲労し、疲労に伴い緊張を高める交感神経系が刺激され、まるでお尻に火がついたような身体状況となります。それでもまだ呼吸が浅いままだと、からだの全酸素量が不足し、だるい、重い、疲れる……いわゆる【虫の息】的な体調が続いてしまいます。

呼吸は、放っておいても止まることがなく、食物のように、「お腹がすいた。食べなくちゃ」という内臓からの合図もないので、ついつい忘れたままになりがちです。

折にふれ、意識を向け、〔息を吹き返し〕ましょう。息の栄養は、からだ中を潤し、神経をやわらげ、心に行き渡り、いつでも「生」のすこやかさを、私たちに味わわせてくれます。

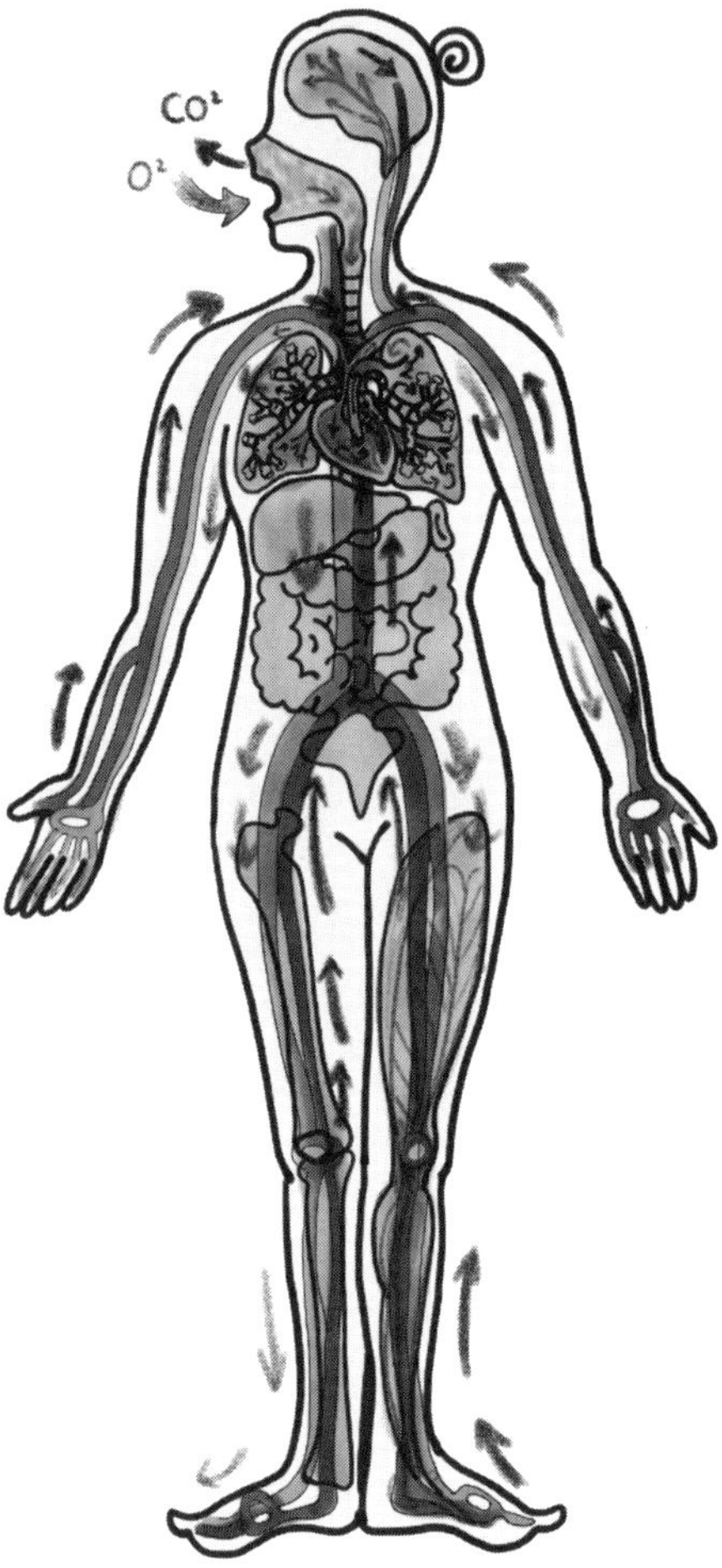

肺―心臓―全身につながる、呼吸のシステム

〈2〉〔吐く〕から〔吸える〕

水の入ったコップには、それ以上の水は入れられません。

肺も、同じシステムです。

まず〔吐いて〕、肺を空っぽにしないと、〔吸う〕息は、深々と肺に入って行けないのです。

試しに、最初から「吸おう」としてみてください。少ししか吸えませんね。しかし〔たっぷり吐いて、それから吸ってみる〕と、息が気持ち良く入って行き、肺が心地良くふくらみます。

〔呼吸〕という言葉の、先の〔呼〕は吐く息、後の〔吸〕が吸う息。からだのシステムに合った表記がなされているのです。

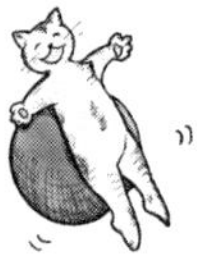

〔急ぐ〕は「イ削ぐ」

「急ぐ」の「イ」は、イノチ、イキル、イキ（息・意気）の「イ」。ヒトは急いでいる時、自分の「生」を削いでいると言えます。

たとえば、「ちょっと休んで深呼吸」という場合も、急ぎグセがついていると、ついつい最初から「いっぱい吸おう」としてしまいます。

からだのシステムに即して、まず「ゆったり吐いて」、それから「たっぷり吸って」、自分の「生」をリフレッシュしてください。

このシンプルな習慣を身につけるだけで、慢性疲労や、そこから陥りがちなウツ傾向から脱した方が、たくさんおられます。

一日に何度か、急がない呼吸をして、その時起きる自分の中の穏やかな変化を感じてみてください。「自分に優しくする」ということが、からだで判るようになりますよ。

〈3〉〔吐く息〕いろいろ

〔吐く息〕には、ちょっと難儀な仕組みがあります。

〔吸う息〕には、吸う専門の筋肉「横隔膜」がいてくれるのですが、〔吐く息〕には、吐く専門の筋肉がいません。

では、「吐く」のはどこがやっているのか、というと、胸やお腹の筋肉です。

しかし、これらの筋肉は、「からだを動かす」のが主な仕事で、〔息を吐く〕は兼任仕事です。

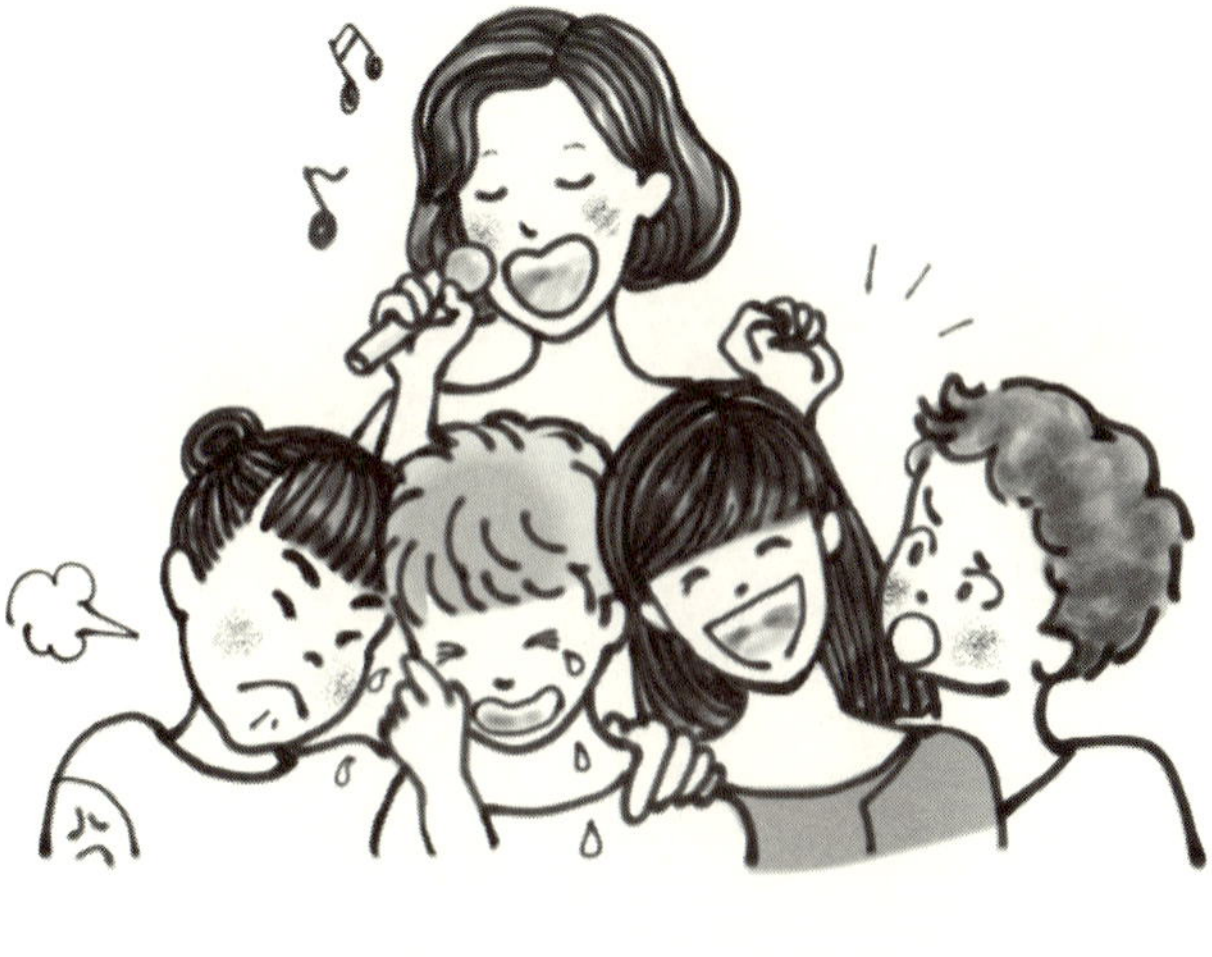

そのうえ、胸やお腹の筋肉は、内臓筋とは違って、〔素早く動くが、疲れやすい〕という性質を持っているので、「からだを動かす」ことに打ち込むと、〔吐く〕仕事はさぼりがち。

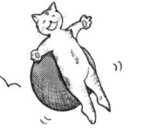

たいていのヒトが、「吸うより、吐く方が苦手」になっているのは、こんな理由も関係しているのでしょう。

といって、諦めないでくださいね。

「吐く息」専門の筋肉がないということは、からだを緩めさえすれば、ひとりでに「吐ける」ということでもあります。

そのために、生まれつきからだは、たくさんの「吐く」チャンスを体得しています。

〈レシピ〉でも提案しましたが、自然に起きてくるタメイキやあくびは、まさしく〔吐く息〕の真骨頂！　かみ殺したりするのは、もったいない話です。

それから、唄も、笑いも、お喋りも、吐く息です。泣く時だって、声を出せば、盛大な吐く息です。

人間でいるあいだは、大いに人間らしく楽しみましょう。

〈4〉〔吐く息〕の気持ち

私たちを日々刻々生かし続けている自律神経は、私たち自身の意志ではコントロールできません。生の「循環、呼吸、消化、発汗・体温調節、内分泌機能、生殖機能、および代謝」の適切なコントロールは交感神経と副交感神経のバランスで成り立っています。

交感神経は、がんばる神経、臨戦態勢の神経です。

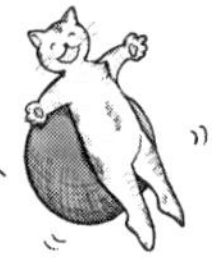

眼の前に敵が現れた！　とイメージしてください。戦うにしろ、逃げるにしろ、眼は見開き、心臓はたくさんの血液を送り出そうとバクバク頑張り、血圧は上がり、たくさんの酸素が必要なので、呼吸は早くなり、筋肉は硬くなって身構えます。

のんびり食べたり排出したりしている場合ではないので、消化器官は逆に弛緩状態。

対して、副交感神経は、リラックス神経。危機や活動が去った後の安堵の神経です。

眼は緩み、心拍数は遅くなり、血圧は下がって、呼吸はゆっくりになります。末端に血液が行き渡るので、からだは温まり、筋肉も緩みます。

すると消化器官は、ここぞ！　と働き出して、お腹が空いたり、腸が動いたり……。

この二つの神経のバランスを、呼吸に当てはめると、どうなるでしょう？呼吸は、〈私〉と〈私を取り巻く世界〉のエネルギー交換、です。

息を吸う時は、〈私〉の内に、いままで〈私〉ではなかった新しいエネルギー＝酸素が、流れ込みます。つまり、吸うは、〈世界を受け入れる行為〉です。〈受け入れる〉には、力が要ります。からだも、少し緊張するので、どちらかというと、交感神経優位です。

それに対して、息を吐く時は、〈私〉の内で要らなくなったエネルギー＝二酸化炭素が、〈私を取り巻く世界〉に放出されます。吐く、は、〈私を解放する行為〉です。

これには、力は要りません。からだがリラックスするほどに楽々と〔吐け〕、副交感神経が働き始めます。

交感神経と副交感神経のバランスも、吐く息と吸う息のバランスも、昼と夜、光と闇のように、両方あってすべてが成り立つのですが、ストレスを感じることが多い場合にはまず、〔吐く息の気持ち＝リラックス神経〕が、はじま

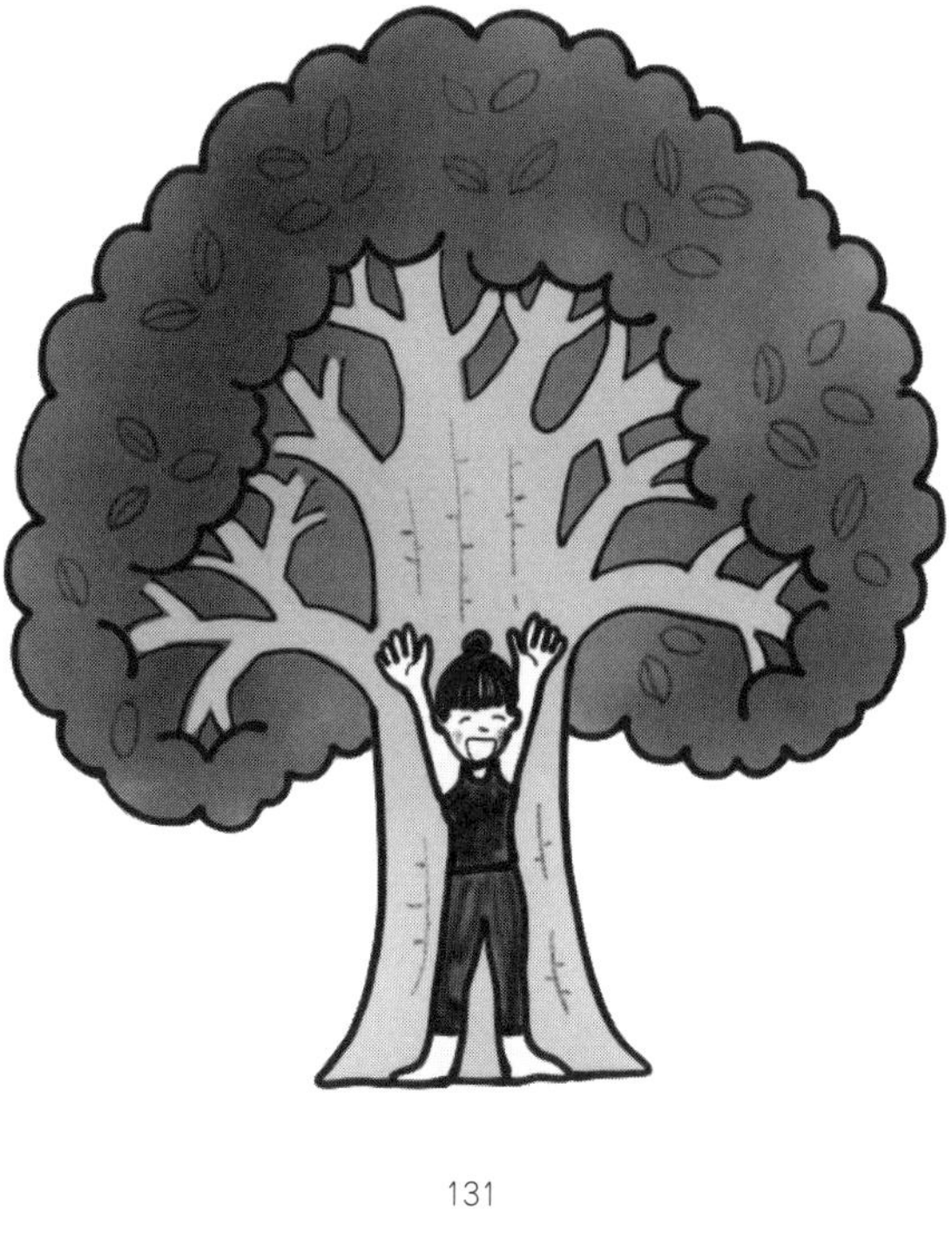

りのはじまり、ですね。

息を吐いて、アンシンアンシン、〔私はここにいるよ〕と、世界に現しましょう。

第3章
息を吸って、エネルギーチャージ

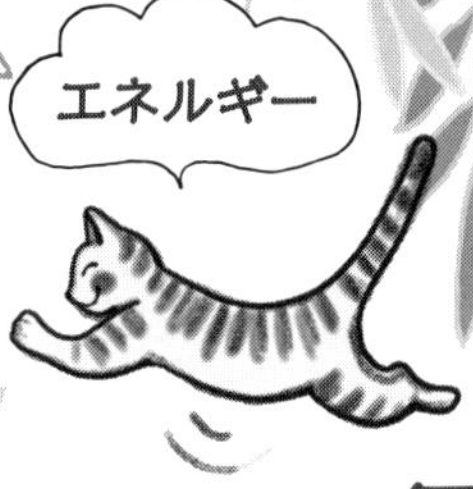

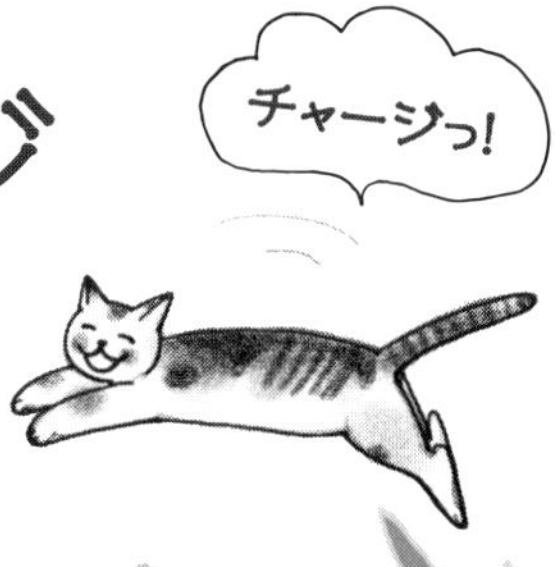

第3章 息を吸って、エネルギーチャージ

〈1〉〔吸う息〕の気持ち

息を吐いて、からだの内部が「安心な状態」になった後に、吸う息の世界が展開します。

緊張したり、交感神経が活躍するのは、決して悪いことではありません。毎日が日曜日、そのまま三年寝太郎が続いたら、たちまち人生に退屈してしまいます。

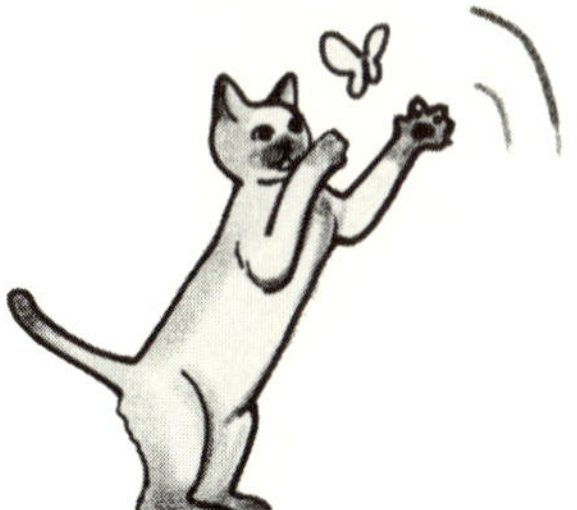

〈私を取り巻く世界〉を〈私〉の身の内に取り入れるのは、からだと意識の力を必要とする作業ではありますが、そこから初めて、〈私〉と〈世界〉は、交流を始めるのです。

その交流が刺激となって、新しい意欲や課題が生まれ、それに取り組む気力も、自分の内に作られていきます。

言いかえれば、〈吸う息〉の気持ちは、人としての生きがいの原点であるワクワクや挑戦、そしてこの世界と〈私〉のアクティブな調和なのです。

〈2〉吸う息専門の働き手

第二章でも述べましたが、吸う息には、専門の働き手＝横隔膜という味方がいます。

横隔膜は、パラシュートの傘の恰好をした、膜状の筋肉で、下部肋骨の裏側に張り付き、胸とお腹を分けています。

張り付いている両方の裾が縮むと、パラシュートの頂上が勢いよく沈み、胸側に、吸う息が入る空間を生み出します。

厳密に言うと横隔膜だけではなく、胸やお腹、さらに背中にある、他の筋肉達も、柔らかく動くほど

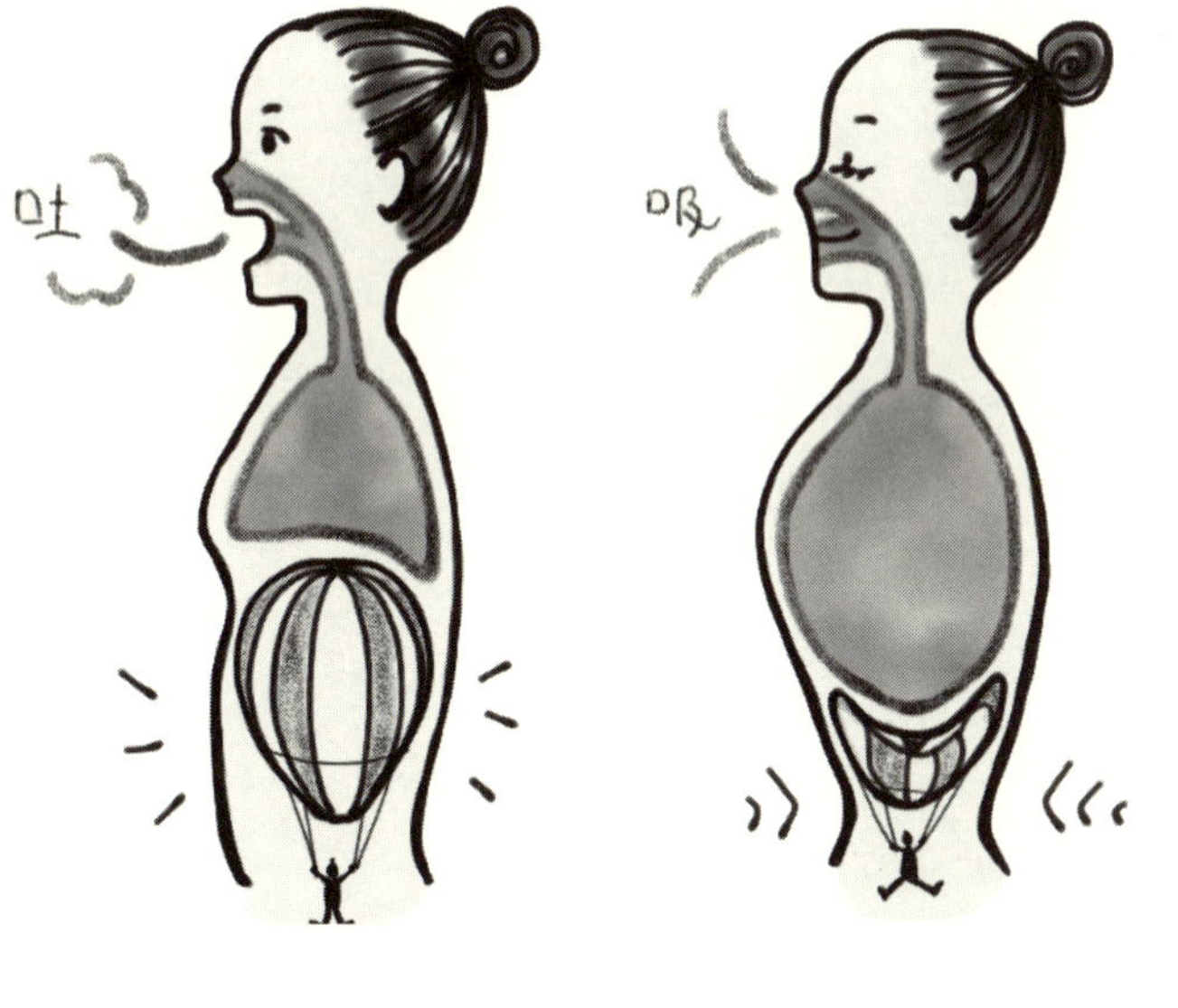

に〔吸う〕力を増してくれるのですが、これらの筋肉達は、からだを動かすという、他の仕事も持っているので、〔吸う〕空間をつくることだけには専念できません。

それだけに、横隔膜の働きは、非常に大切です。

そんな横隔膜が自由に、活発に動くためには、下部にある肋骨やみぞおちが、柔らかく動かなくてはなりません。

ところが、みぞおちは、ストレスを感じると、からだの中で最も硬くなりがちな場所です。誰でも身に覚えがありますよね？　心配事が続くと、硬く、重くなってくるみぞおち。そのまま放っておくと、下部肋骨も動きにくくなり、緊張が慢性化し、人としての精気まで失われていきます。

こうした過度の緊張を解き放ち、からだに休息をもたらす呼吸が、第一章の〈レシピ8〉のワークでした。

しかし、緊張が恒常化して、上部肋骨まで及んでいる場合は、〈レシピ8〉をやってみることさえ、苦しいかもしれません。そんなアンチナチュラルな状態に陥ってしまった場合は、〈レシピ1〉～〈7〉に立ち戻り、その時その時自分の気に入るレシピで、まず胸の筋肉を和らげることから始めてください。

胸がほぐれ、みぞおちがやわらぎ、横隔膜が自由になって、吸う息と共に下部肋骨が左右に拡がり始めると、人生における基本的な〔気分〕が変わってきます。

子供の時、何かに夢中になって、〔きゃっきゃ！〕と叫びながら走り回っていた、あの訳もなくワクワクした感覚が、よみがえってきます。実際、そんな子供たちを観察してみると、どの子も下部肋骨が生き生きと動いているのです。

私たちのいのちをリフレッシュしてくれるのは、横隔膜が持っている力、と言えますね。

〈3〉［腹式呼吸］の気持ち

ひとたび横隔膜が動き出すと、下部肋骨だけではなく、お腹も、呼吸と共に動き出します。すると、第一章の〈レシピ11〉で述べた、お腹の呼吸＝腹式呼吸が、ひとりでに出来るからだになっています。

〈レシピ11〉でも解説しましたが、腹式呼吸は、〔自分の力で、神経のスイッチを、交感神経から副交感神経へと切り替えることができる呼吸〕です。腹式呼吸を続けていると、リラックス神経が働き始め、感情や脳波が安定するので、この状態でヒステリーを起こすのは身体構造からして不可能。まさに、人間性そのものが革新されていく呼吸と言えます。

どんな時も心の奥は 落ち着いている自分でいたい、と思う方は、いつでも〔腹式呼吸〕に切り替えられるからだになること。これが目的成就、勝利への王道です。

余談になりますが、呼吸法を改善していなくても、たとえば大泣きした後に「ヒックヒック」という息が自然に起き、やがて大きなため息へと変わっていくことがありますね。これは、からだの側から呼吸を落ち着かせて、荒々しくなった感情を静になだめていく、なんとも見事な自己治癒の力、と言えましょう。

〈4〉［ハラ］の力・丹田呼吸

〔腹が据わる〕という言葉はまさに、〔腹式呼吸〕が出来ている時の気持ちです。

この素晴らしい〔腹式呼吸〕を、さらに進化させる秘訣があります。それは、深く、ゆっくりお腹で呼吸しながら、息を吐く時に肛門をキュッと締めることです。

こうすることで、骨盤の底にある〔骨盤底筋群〕が目覚め、吐く息と共に上方へと持ち上がっていく横隔膜の動きを、さらにボトムの筋肉たちが助けてくれる仕組みになっています。すると当然、息を〔吐き切る〕力が強くなり、それに伴い、次の吸う息がマックスまで豊かに入ってきます。

ちょっと試してみてください。肛門をゆっくり締めていくと、下腹に力が宿る感覚がありますね。肛門から少し上の、下腹の中央部です。ふたつの股関節を結んだ線の真ん中、でもあります。ここが、日本語では〈丹田〉と呼ばれ、インドでは〈マニプーラチャクラ〉、中国では〈気海〉と呼ばれる、エネルギースポットです。〈ハラ〉の力を宿す場所、と言っても良いでしょう。

〈吐き切る〉と共に、このスポットを感じ、しっかり締める練習をしていくと、〈ハラ〉の力が育ち、どんな状況でも、無条件に大丈夫、と思える自己信頼の力になります。「いのちとしての自分」に備わっている揺るがぬ信頼性が、よみがえってくるのです。

どんな状況でも、無条件に大丈夫、と思える、自己信頼の力です。

〈丹田〉を感じて呼吸するだけで、いのちとしての自分を信頼する力が、よみがえってくるのです。

一日に10分、まずは2週間続けてみてください。次第に自分のエネルギースポット＝丹田の場所が明確になっていき、いつの間にか、以前よりずっと落ち着いてコトに当たっている自分に気づくでしょう。

仕事のなかで緊張する場面、パニックに陥って我を忘れる局面、頭が混乱して判断がくだせない一瞬、〈丹田〉に意識を戻し、本来の自分を取り戻す……そんな身体スキルが使えるようになると、人生を、そして自分自身を、もっと楽しめると思いませんか？

【丹田呼吸】

座って行うのが理想的ですが、眠ってしまわなければ、仰向けに寝転んで、膝を立てて行ってもかまいません。座って行う場合は、お尻の下に高めの座布団を当てて、骨盤が立った状態をつくると、スムースに行えます。

・吸う息と共に、下部肋骨からお腹を、ふくらませていく（内側の風船がふくらんでいくイメージ）。

・吐く息と共に、肛門を締め、そのままお腹を薄くしていく（お腹の皮を背骨に

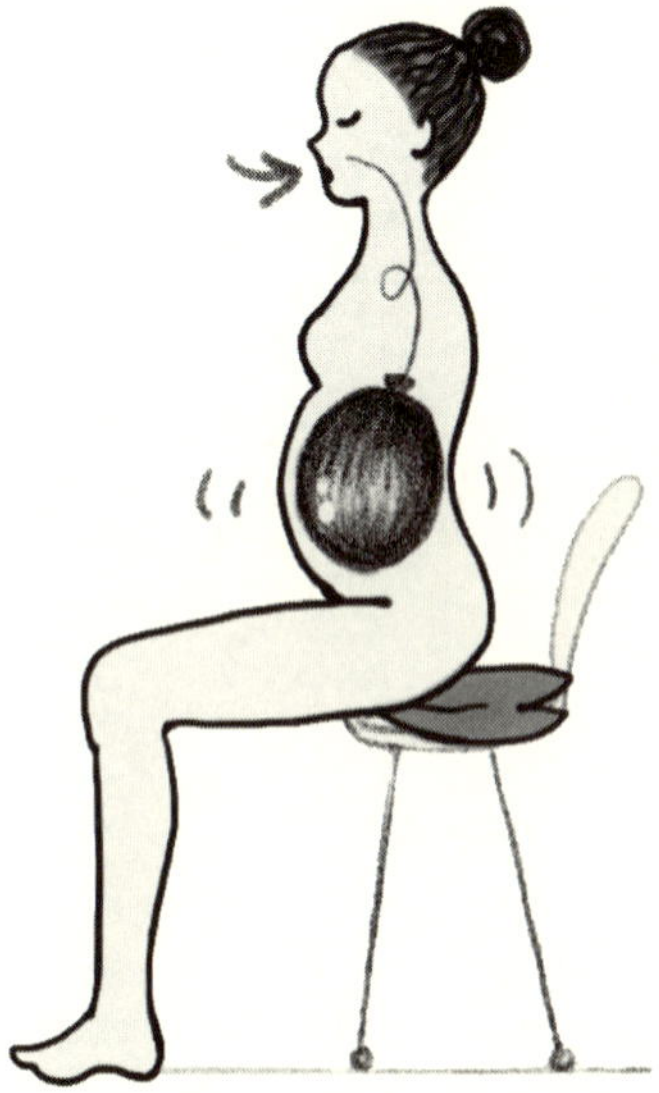

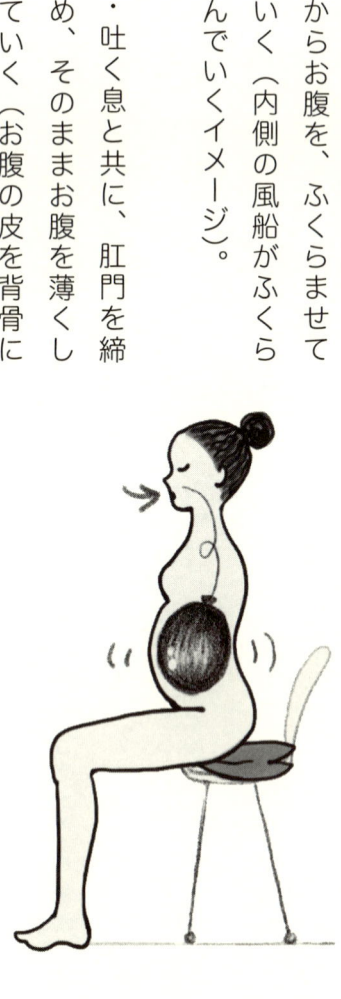

近づけていくイメージ)。

・同時に、肛門の少し上の丹田を感じていく(体内の力を肛門から丹田へ上昇させ、丹田にしっかり宿すイメージ)。

・息を吸いたくなったら、丹田から力を抜いて、お腹に息が流れ込んでくるに任せる(骨盤の底の筋肉たちが喜んでいるイメージ)。

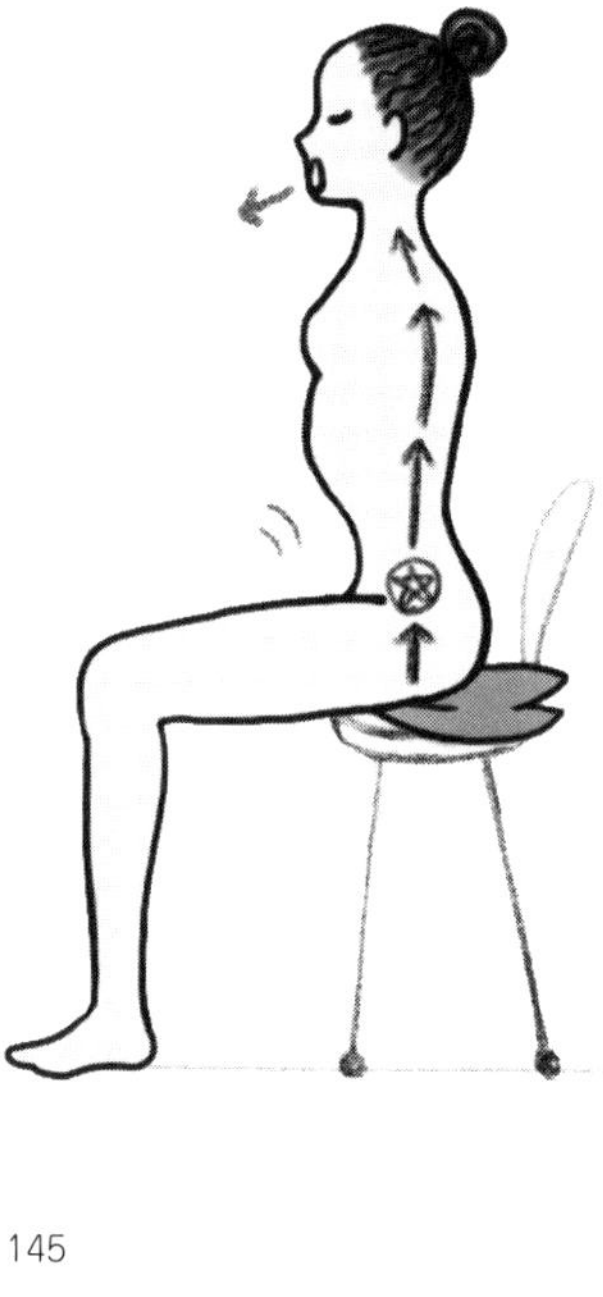

呼吸の気持ち良さを味わいながら、次第に息全体が深く、ゆっくりしてくるのを観察してみてください。

第4章

息を休めて、自分に還る

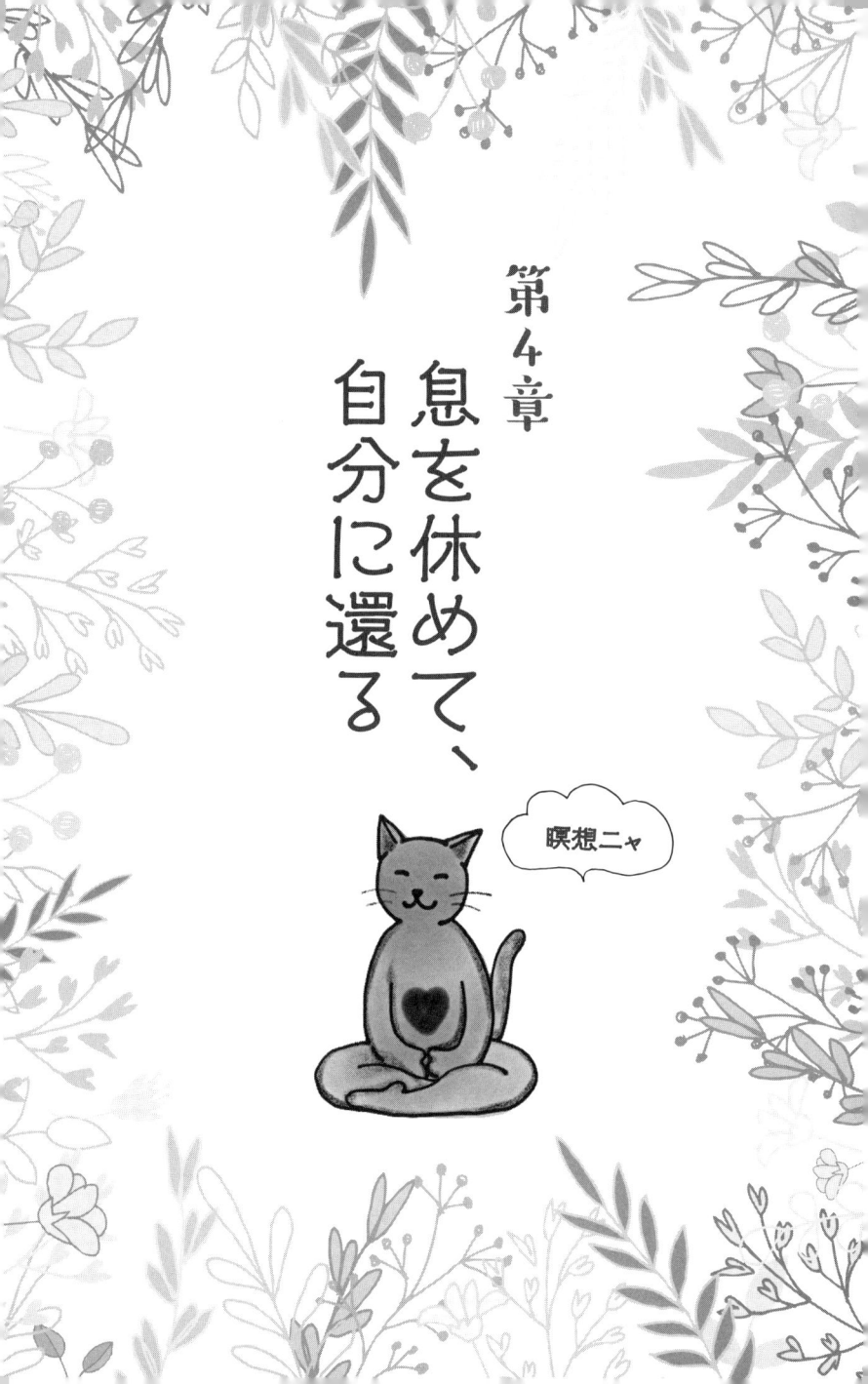

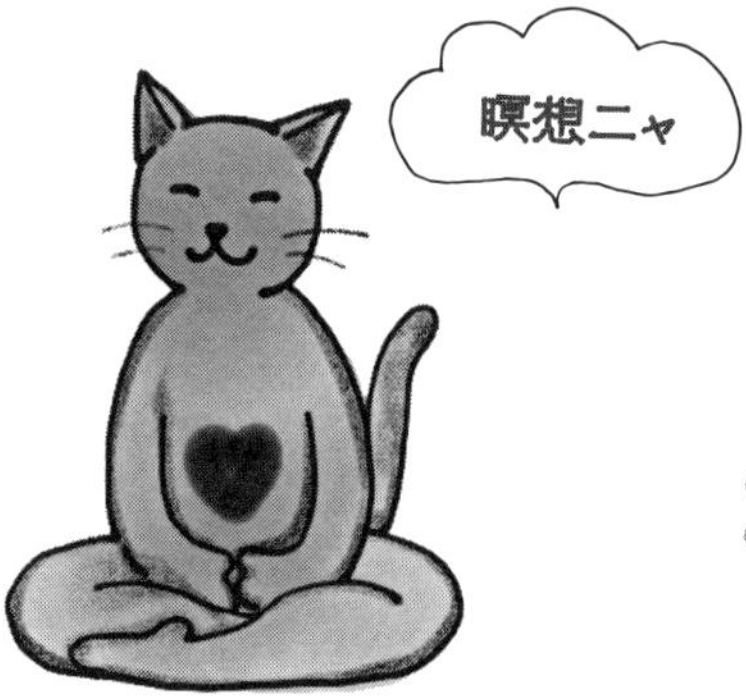

第4章　息を休めて、自分に還る

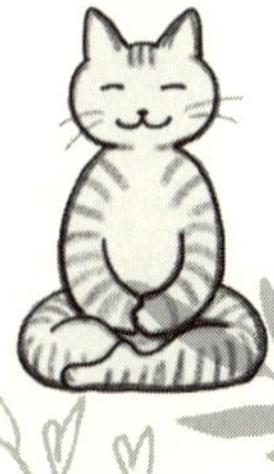

〈1〉緩んだからだで呼吸する

さて、ここまで、読むだけでなく、実際に〈レシピ〉のワークをやっていただけましたか？

頭で理解するだけでなく、ぜひ実際に行ってくださいね。

気持ち良く呼吸すると、だれでも自分のからだを好きになります。そして、からだを好きになることは人生を好きになることなのです。

それは判っていて、やりたいのだけど、どうしても時間が取れない多忙な日が続くこともあります。

そんな時に役立つのがストレッチポールです。最近ではたいがいのホームセンターに置いてありますし、ネット通販でも手軽に買えるようになりました。

ストレッチポールに頭からお尻まで、上半身を載せ、脚は開いて、膝を立てます。始めのうちバランン

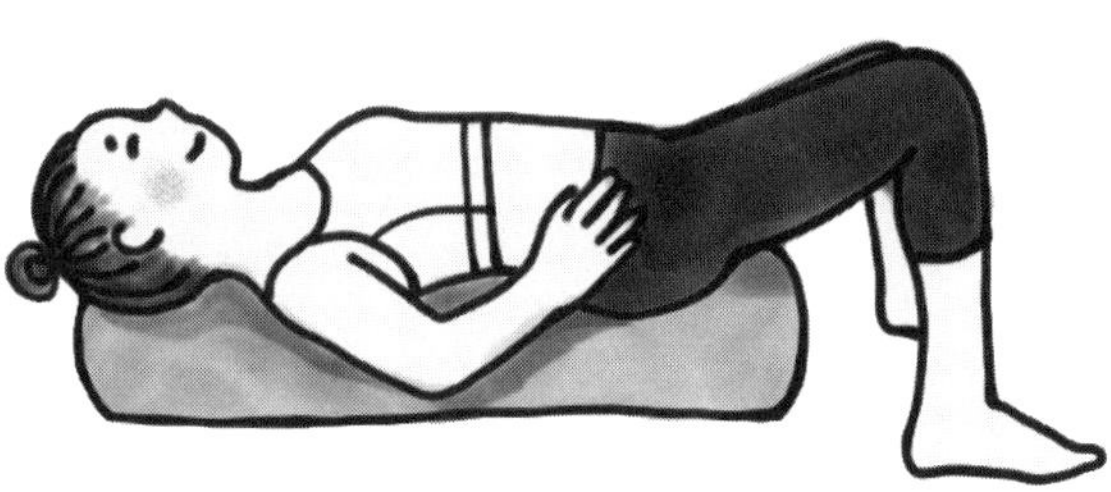

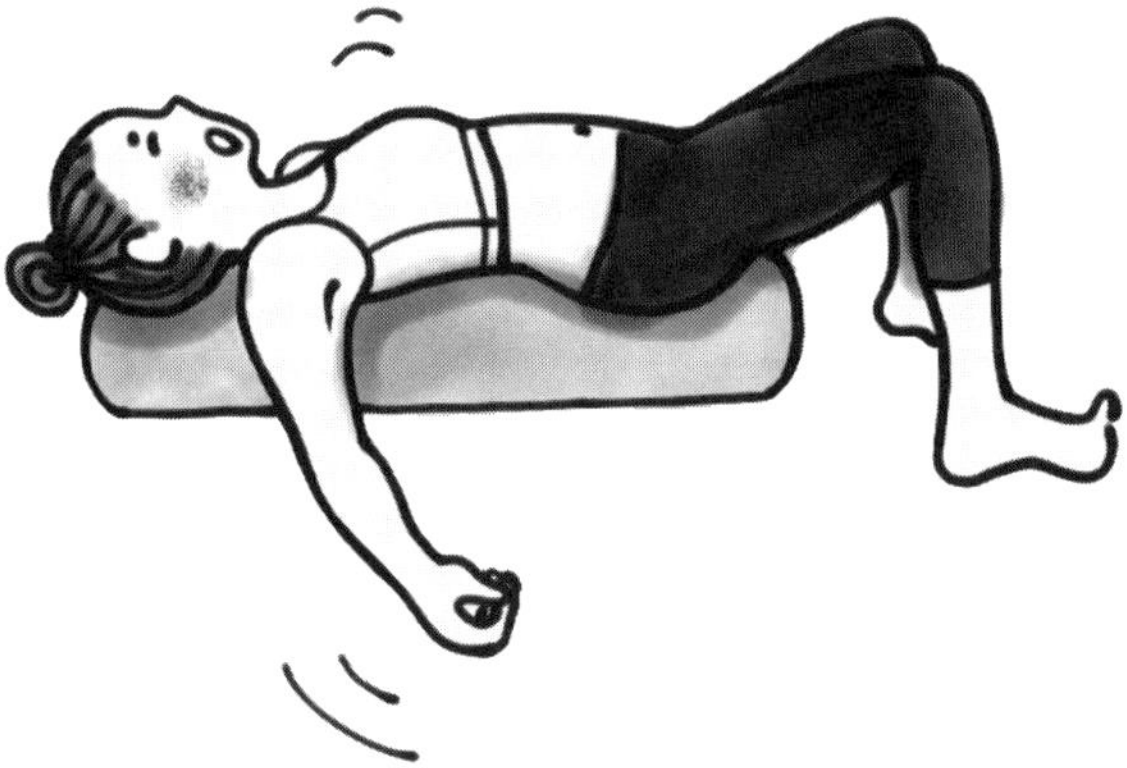

スを取るのが難しかったら、ストレッチポールにバスタオルを敷きましょう。グッと安定が良くなります。

この状態でまず、上半身をゆらゆら左右に揺すります。ゆらゆらにつれて、背中に当たるポールの位置が変わります。からだとポールの接着点が、凝っているところに来たら、その位置をキープして、気持ちの良い刺激をたっぷりからだに入れましょう。ゆらゆらゆらゆら、心地良い刺激を味わっていると、もう、あくびが出始めるほどです。

次に、腕を前面から頭上に伸ばし、ぶらさげます（肘は曲がってもＯＫ）。この、上体から

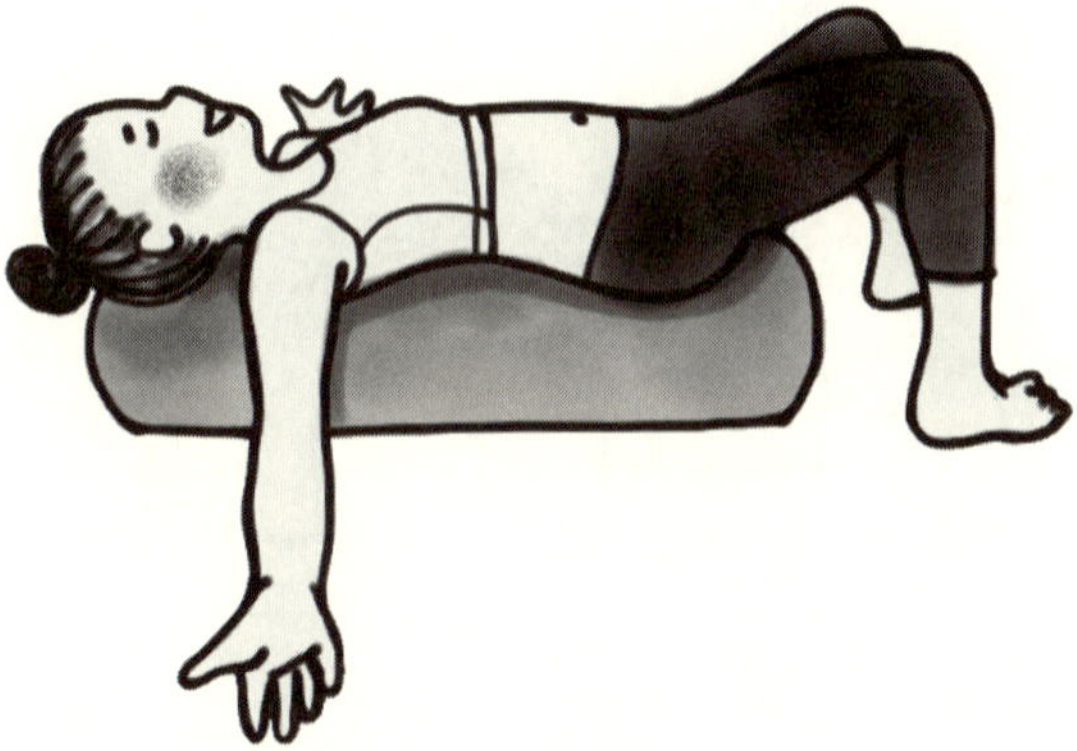

力の抜けた状態で、さらにゆらゆらさせていくと、肩甲骨や肩の周りに、普段は味わえないほどの気持ちの良い刺激が入って行きます。

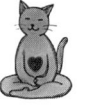

それを味わいながら、ゆっくり腕を左右に拡げていきましょう。腕が広がるにつれ、刺激が入る位置が移っていきます。そして、「ここ！」という気持ちの良いポイントに出会ったら、腕の動きを止めて、しばらくゆらゆら。このワークを、腕がすっかり下に降りきるまで続けます。

ポールの助けを借りると、5分間も楽しいワークを続けるだけで、からだはヴィビットに反応し、深く、柔らかな呼吸を取り戻してくれ

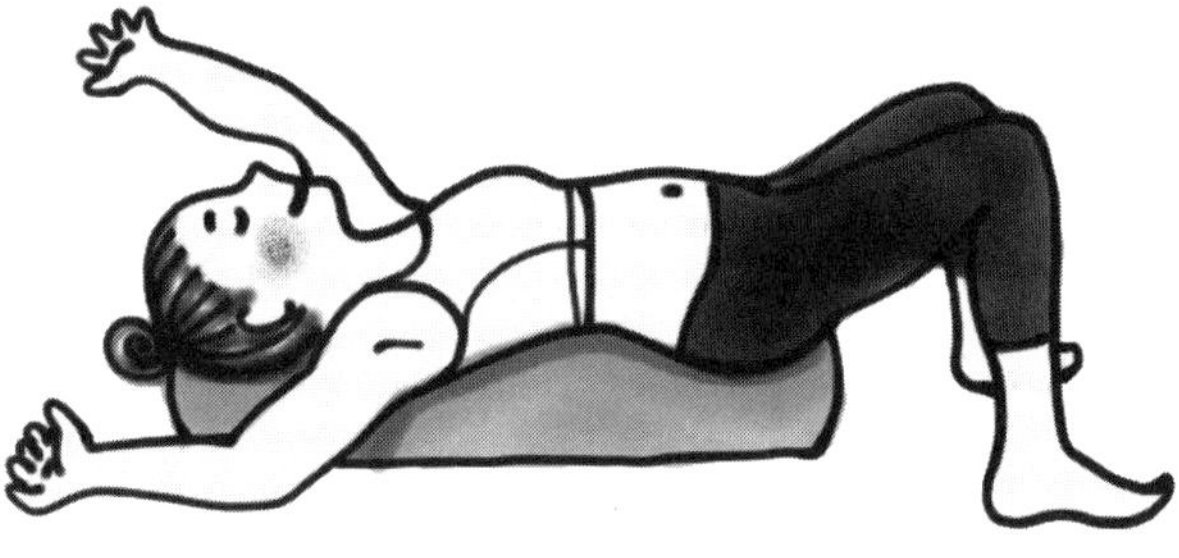

ます。

十分にリラックスしたら、ポールから降りて、仰向けに寝転んだまま、見違えるほど豊かになった呼吸をゆっくり観察し、味わってください。

ストレッチポールから、すぐ落ちてしまう方は、からだが「力を抜いてくつろぐ」ことから離れてしまっている方です。ここであきらめてしまうと、早々と老化を招き寄せてしまいます。ゲームに挑むつもりでポールの乗りこなしを楽しんでください。

楽に乗れるようになった時は、すでに10才若返っていると言えますし、実際に、その感覚がからだから得られるはずです。

ヨガでは、「全体呼吸」とか「完全呼吸」と名づけられていますが、緩んだからだに息を吸い込むと、お腹、胸、肩、背中、脇、と、胴体全体が風船のようにふくらんでいきます。吐く息はまるで、風船から空気が抜けていく時

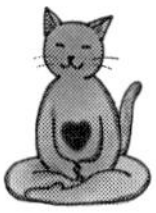

のように、細く、長く、外に漏れていき、同時にからだじゅうの力が抜けていきます。

もう少し深いところをお伝えすると、ヨガでからだを動かし、ポーズを作りながら、からだに意識を向けていくのは、この〔全体呼吸〕に、からだの状態と意識を導いていくためなのです。

つまり、緩んだからだは深い豊かな呼吸を作り出し、深い豊かな呼吸は気持ちの良い「超越的安心（瞑想）」を生み出し、「超越的安心（瞑想）」のひと時を繰り返し経験することが、私たちを悟りへ導く道である……これが、ヨガの考え方です。

ヨガまで進まなくとも、からだ全体が膨《ふく》らんだり萎《しぼ》んだりする、豊かな呼吸がひとりでに現れてきたら、イメージは是非合わせて使っていきましょう。

吸う息と共に、フレッシュなエネルギーがからだに流れ込み、血液を通し

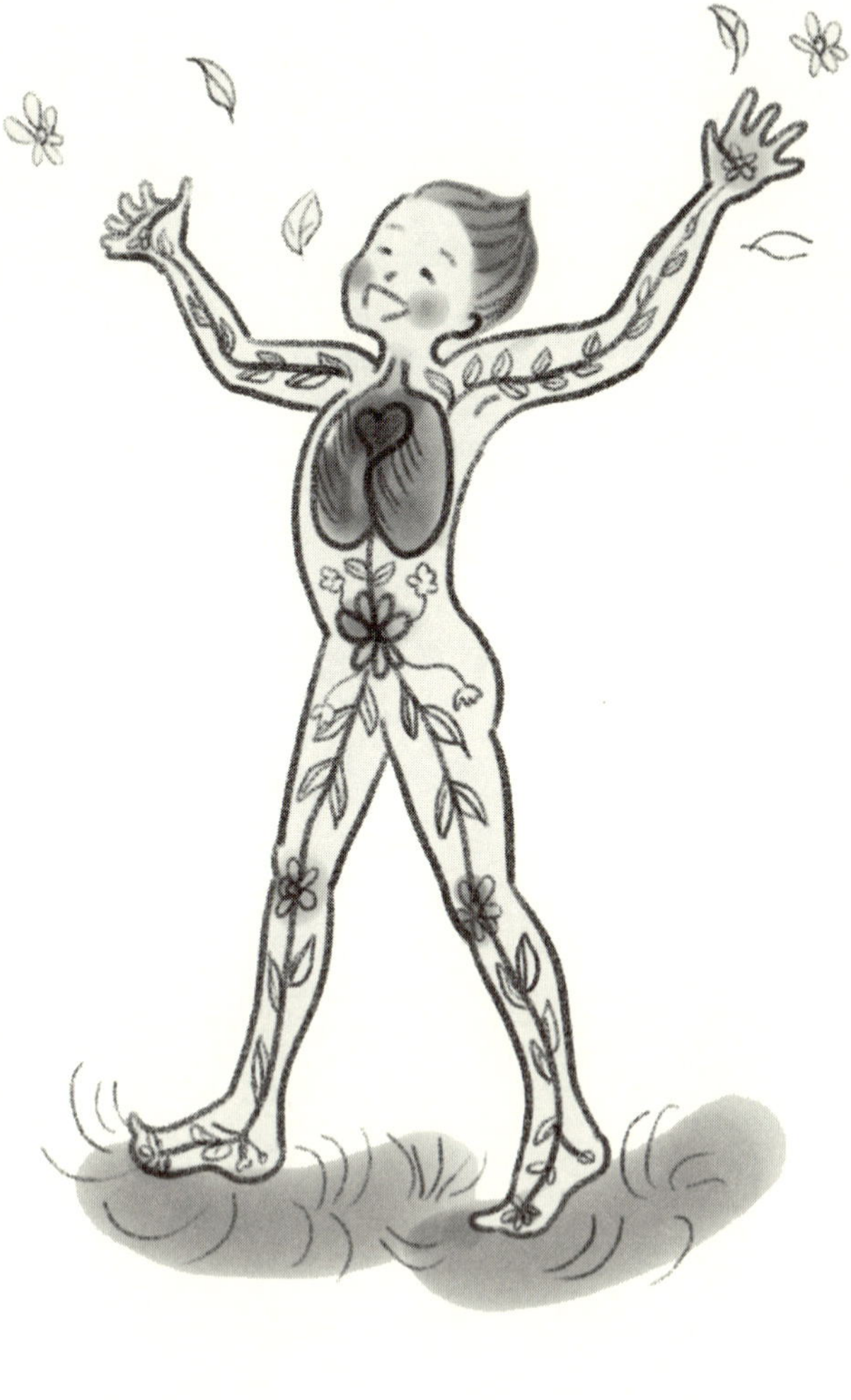

て、くまなく全身に行き渡る。すると、不要になったエネルギーが、血液を通して肺に集まり、吐く息と共に外へ出ていく。一息ごとに、全身が、リフレッ

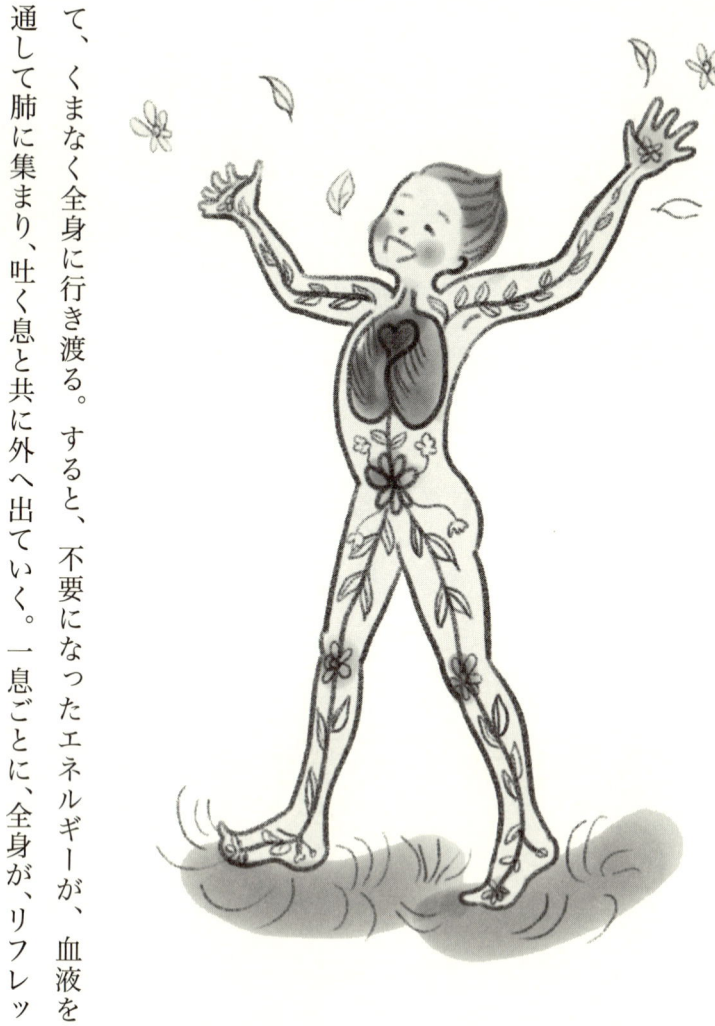

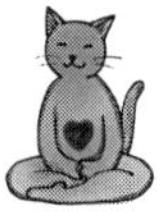

シュされ、新しい栄養に満ちていく……というイメージ。
ほんの5分、こうしたイメージ呼吸に身をゆだねるだけで、頭から一切の考えが追い出され、ただひとつのいのちである〔私〕が、常に完璧な〔いま〕の中で、ありありと息づいている、と実感されてきます。

〈2〉〔マ〕の時間

気持ちよく〔全体呼吸〕をしていると、〔呼吸が止まっている時間〕が生まれていることに気づきます。吸い切った後、吐き始めるまでの〔マ〕と、吐き切った後、吸い始めるまでの〔マ〕の時間。

息が休んでいる時間、です。

この〔マ〕の時間は、からだや心が緩むほど、長くなっていきます。特に吐き切った後の〈マ〉は、深いリラックスが身についてくると、驚くほど長くなり、「もうこのまま息をしなくても生きていけそう」と錯覚するほどです。

〈吸う〉というのは、〈外部から、自分ではないものを取り込む時間〉と、前に書きました。吸った後に来る〈マ〉は、その〈外部からの新鮮なエネルギー〉をからだ全体に拡げ、自分に馴染ませていく時間、と言えるでしょう。

次の〈吐く〉ことで、〈自分の内部から要らないものを手放し〉た後にやってくる〈マ〉は、すべてのざわめきが遠のいて、ただ鎮まっている時間、です。エネルギーチャージを終え、次の始動までの休息のマ。

静けさのなかに、ひとつのいのちがありありと在る、それを感じている時間、とも言えます。また、このいのちは、自力で成り立っているのではない、生かされてここにある尊いもの、と感じ取る時間でもあります。

ヨガでは、この時間を〔クンパカ〕と呼び、瞑想へと続く大切な時間と定義していますが、日本人の私には、〔マ〕……間……魔……真……と呼ぶのがもっともピッタリ来る、豊かな豊かな真の時間です。

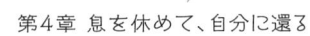

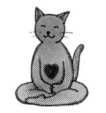

〈3〉〔マ〕にゆだねる

繰り返しますが、呼吸は筋肉の動きで成り立っています。筋肉の動きを司っているのは、私たちの知覚神経と運動神経で、どちらも自分の意志でコントロールできる神経です。

ゆっくり呼吸しよう、と意志することで、心を鎮め筋肉を緩め、さらに呼吸を深くしていく、という具合に、慣れてくると自分の意志のままに自分の

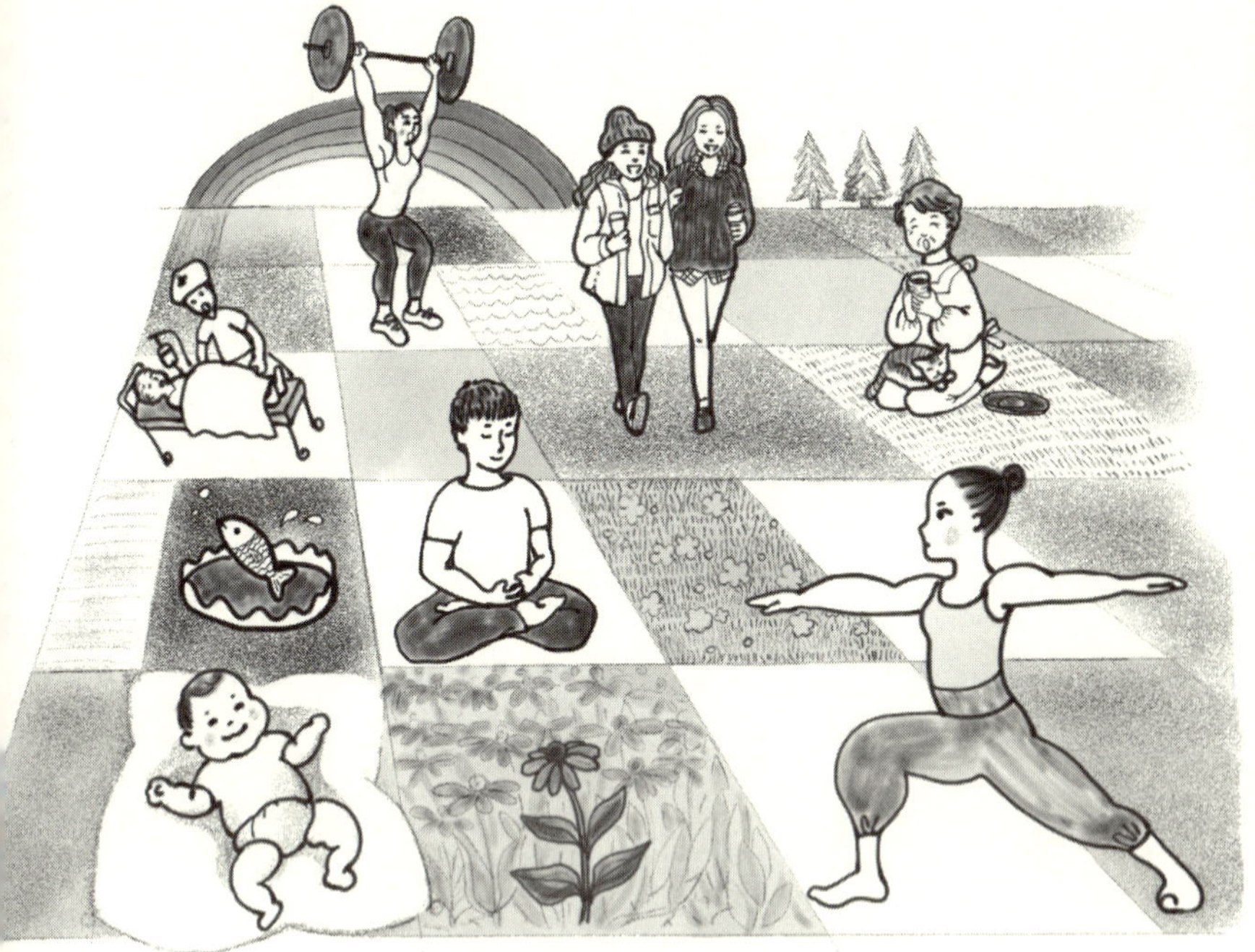

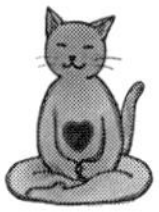

心身をあやつれます。ここからヨガや瞑想というものが生まれてきたわけですね。

が、呼吸には、もうひとつ迷走神経という、風変わりな名の自律神経が関わっています。これは自律神経ですから、自分の意志ではコントロールできません。

しかし、逆に言えば、自分の意志無しで働いてくれる神経です。この迷走神経が24時間年中無休で一生涯働いてくれているおかげで、私たちは、眠っている時も気を失っている時も、呼吸を続けられているわけです。

つまり〔呼吸〕は、自分の意志でコントロールできる部分と、できない部分の、両方持った身体アクションで、忘れたままでも、私たちを生かし続けてくれるし、意識的に取り組めば、心身両面に多大なヘルス効果をもたらしてくれるアクション。宇宙からの素晴らしい贈り物ですね。

たしかに素晴らしい天然のギフトなのですが、実際に〔意識して呼吸する〕ことの気持ちよさや豊かさを味わい始めると、〔自分でコントロールしにくい部分〕が壁として立ち現れてきます。「深い呼吸に入ろうと思うほど、息が苦しくなってくる」「たくさん吐こうと思うと、逆に息が切れてしまう」「〔マ〕の時間をちゃんと作ろうと思うと、逆に息全体が速くなってくる」……呼吸の練習をしていくと必ず出てくる、クラスの皆さんの悩みです。

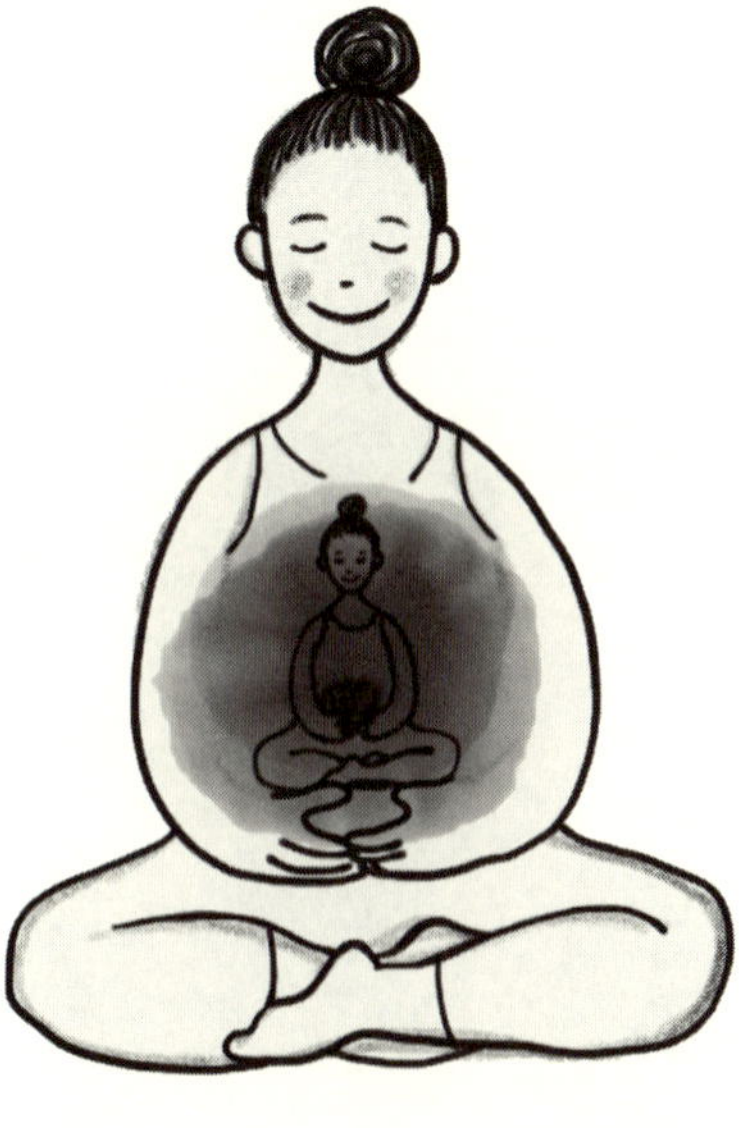

呼吸をコントロールしようとする〔意志〕が、逆に「やる気モード」の交感神経を活性化させ、「くつろぎ忘我モード」の副交感神経に属する迷走神経の働きを妨げてしまうのです。

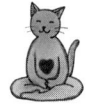

この壁をクリアする鍵は、ただひとつ、心を休ませて、〔意志〕を横において、ただ感じ味わうこと。これしかありません。チャンスがあれば、いつでも、どこでも、「気持ち良いなあ……」という、ごく自然な呼吸感を、ただただ味わうこと。ただただ味わうこと。

すると、リラックス神経＝副交感神経が働き始め、一段、また一段と深い呼吸へと連鎖していきます。

ここで、「お、いいぞ、もっと息を深くしてみよう」などと意志を働かせず、無心にまかせて、呼吸を味わう……。

気がつくと、〔マ〕の時間も深くなっている。その「手放しの解放の時」にすべてをゆだね、味わっていく……という感じ。

すると、息と〔マ〕に我をゆだね、心ゆくまで休息を味わっている自分を見守る「もう一人の自分がいる」という感じになってくるのです。

私の実感に即していうと、「からだと共に在る安心とくつろぎ」のなかで、それを目撃している自分が心に浮かび上がってくる、という感じです。

〈4〉〔マ〕と共に呼吸する

本書の最後に、〔マ〕と共に呼吸するワークを、ご一緒に行いましょう。

まず、1章のなかのお好きなワークをいくつか組み合わせて、全身の筋肉を柔らかく緩めていくことから始めてください。

ストレッチポールを使って緩めていく方法でもかまいません。

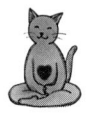

からだが充分にリラックスしてきたら、一番ラクな仰向けの形を作って横たわります。

背中やお尻の着地感が、しっくりなじんだら、呼吸に意識を向けていきます。

鼻から吸った息は、からだにどんなふうに満ちていくだろう？

感じてください。

吐く息と共に、からだはどんなふうに萎み、萎み終えると、どんなふうに緩んでいくだろう？

息と共に、からだが動く様子を、観察します。

最初は表面の筋肉たちが拡がり、次に肋骨のあたりが拡がり、横隔膜を動かす力が感じられ、横隔膜と共にわずかに動く内臓の様子……。

いつでも一緒にいる、一番仲良しのからだ……ゆっくり、ゆっくり、深々と、感じてください。

さらにイメージを使って、呼吸の深みに入っていきます。

からだや心から、もう要らなくなったものが、吐く息と共に、外へ出て行きます。

吐く息と共に、外へ出て行きます……。

自分が一旦からっぽになって、シンと鎮まった心とからだを味わいます。

今度は、吸う息と共に、新しいエネルギーが、気管や肺から拡がり、みぞおち、胸をゆんわり拡げ、胴体全体を満たしていきます。

フレッシュなエネルギーは、胴体全体から首を潤し、頭蓋の血行を良くし、頭のなかに満ちていき……。

手の先から足の先まで、くまなく全身に拡がっていきます。

60兆個の全身の細胞が、新しいエネルギーに満たされます。

その感覚に、自分をゆだねてください。

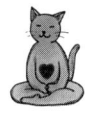

一息ごとに、要らないものを手放し、新しい栄養に満たされ、全身がリフレッシュしていきます。
その感覚に、自分を明け渡してください。

吸う息と吐く息の合間に〔マ〕が生まれ始めます。

吸い切った後の〔マ〕の、〝満ちている〟という感覚。

意識が柔らかく溶け、ただ満ちたまま、無限の領域に拡がっていきます。

年齢も、性別も、心地よく定かでなくなり、ただ満ちたまま、無限の安心に溶け入っていきます。

吐き切った後の〈マ〉の、静けさと開放感。
「ここ」が、穏やかに「すべて」となり、「いま」が、懐かしい「永遠」となり、
「自分はなに。自分はだれ」という意識すら遠のいていきます。
あるのは、ただ、リアルな存在。
守られている存在のくつろぎ。
〈マ〉のもたらす、それぞれの感覚、味わっていきます。

……やがて、
〈意志〉のある自分は、あるがままに消え、
息そのものが主役となり、
からだという制限を越えて拡がり、鎮まり、超えて拡がり、鎮まり……。
〈いのち〉自身の満ち足りた感覚だけが、そこに在り続けます。

〔いのち〕自体の満ち足りた感覚だけが、そこに在り続けます。

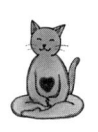

第5章

休息のさらなる彼方へ
―プチ涅槃―

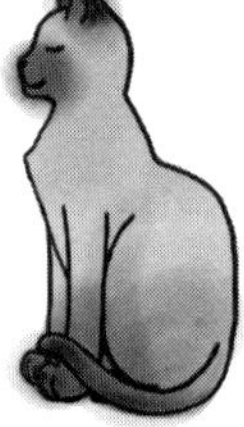

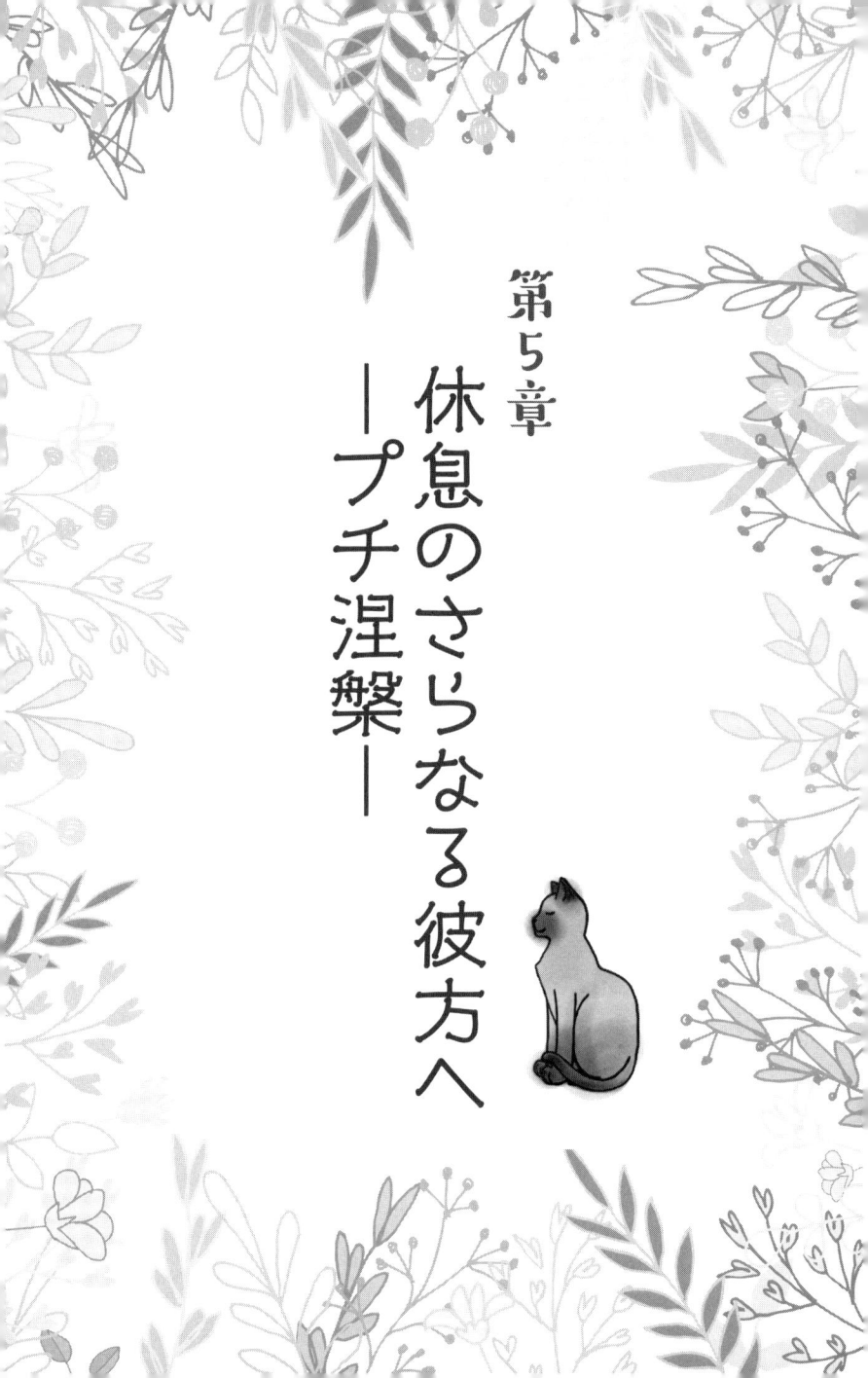

第5章 休息のさらなる彼方へ―プチ涅槃―

〈1〉「ゆだねる」の困難

第4章で、〔マ〕にゆだねる、ということを書きました。心を休ませ、〔意志〕を横において、ただ、ただ、存在自体を感じ味わうこと……。

この「ゆだねる」が、私には、とても難しいことでした。なかなか〔意志〕を、横にはおけない。

「ゆだねよう」とすると、その「思い」が新たな〔意志〕となって、すべてを邪魔する。

〔マ〕にゆだねて、心地良い呼吸を味わえるのは、いつも「たまたま」で、ラッキーにもそういう時間が向こうから訪れた時だけ、という日々が、長い間続きました。

しかし、それを味わった時は本当に気持ちが良いので、「また、あの状態に入りたいなあ」とやってみると、その〔願い〕が、またまた、邪魔になる。

意識的に、意志や願いを放棄することは、本当に難しい……。

これの解決法を、私は、〔クラニオセイクラル〕というボディワークを学ぶなかで得ました。

このボディワークの基盤をなしているのが、「自分を〔ニュートラル〕な状態に置き続けること」で、〔ニュートラル〕の練習が、意識を持ったまま「ゆだねる」状態を、導いてくれたのです。

今思うと、一度「マにゆだねる」ことから、心を放したのが良かったのかも知れません。

〈2〉〔ニュートラル〕

〔ニュートラル〕は、身体感覚とイメージを使った、簡単な瞑想です。

まず自分のなかに中心軸を作り、それをまっすぐ天地とつなげます。

次に自分の全周囲1メートル位まで知覚を拡げて行き、その状態に留まり続ける、という瞑想です。

からだの中央を貫く軸を、天地とつなげることによって、「自分の居場所」

が定まります。すると、軸＝居場所＝自分自身という感覚に入り込めるのです。

年齢も性別も性格も個性も、この「軸＝居場所＝自分自身」には必要ありません。

実感としては、ただ、軸の中に落ち着いて、「存在」すれば良いのです。

一本の中心軸を感じ続けることで、からだも心も鎮まって行きます。

この状態にわが身をゆだねながら、中心軸から、ゆっくりゆっくり自分の知覚を拡げていきます。

まずは、からだの内部を知覚し、次は、皮膚の境界線まで、さらに、皮膚から1センチ離れた空間へ。知覚領域を味わいながら、ゆるゆると10センチ離れた空間へ、30センチ離れた空間へ、1メートル拡がった空間まで。

自分の周りの空間を、全身の眼で見、全身の耳で聴き、全身の鼻で嗅ぎ、全身の皮膚で触り、感じる、そうしながら、空間の範囲を少しずつ拡げて行くのです。

すると、最終的に全方向にわたる周囲1メートル位の空間と自分が、触れ合い、馴染み、溶け合って行きます。

皮膚という境界線があいまいになり、ボヤケながら周囲に向かって、滲んで行くような感じです。

全周囲1メートル位

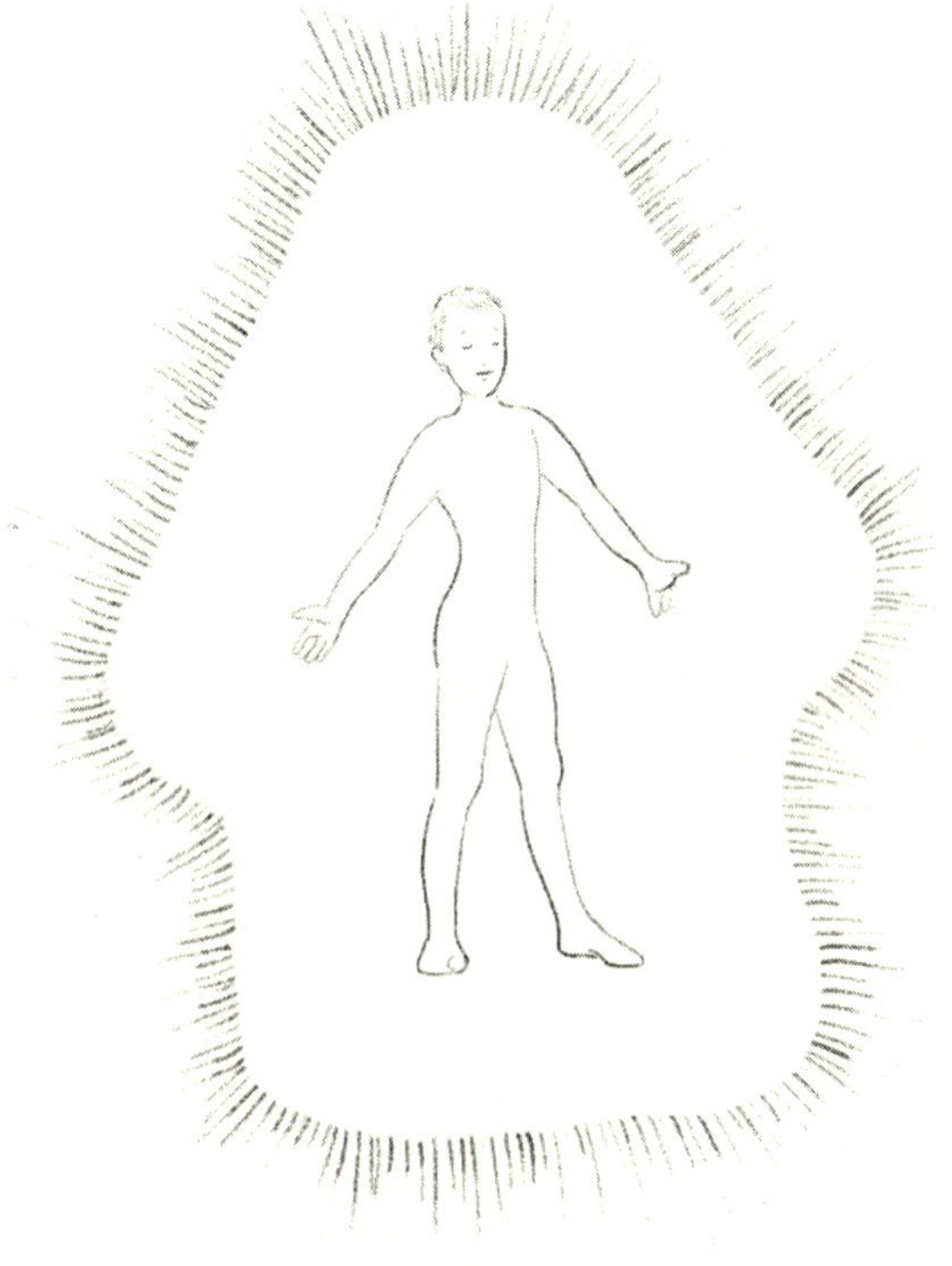

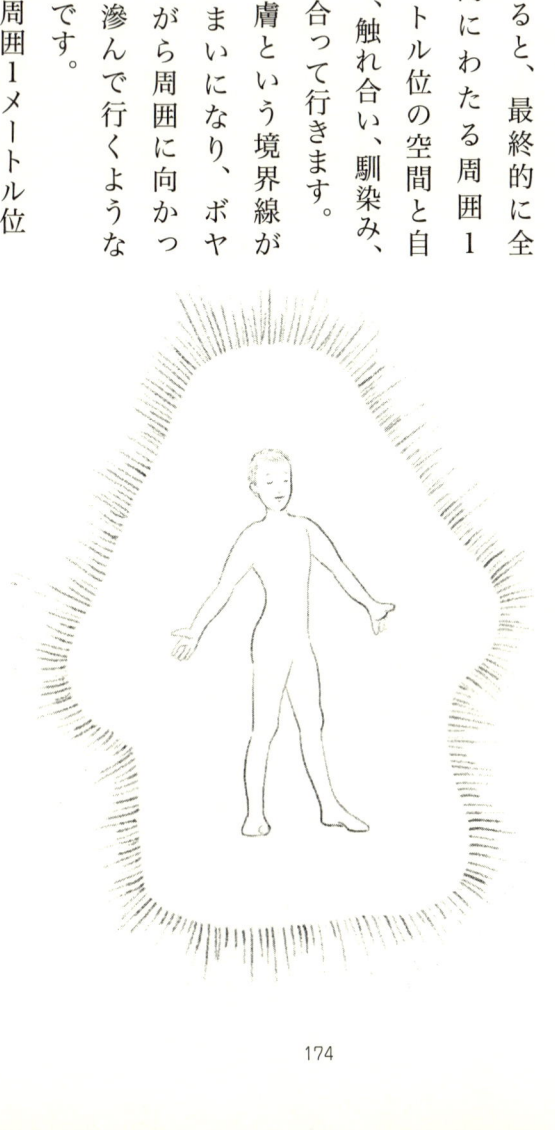

全身の皮膚で触り、感じる、そうしながら、空間の範囲を少しずつ拡げて行くのです。

すると、最終的に全方向にわたる周囲1メートル位の空間と自分が、触れ合い、馴染み、溶け合って行きます。

皮膚という境界線があいまいになり、ボヤケながら周囲に向かって、滲んで行くような感じです。

全周囲1メートル位の空間は、エーテル体と呼ばれたりしますが、これは、ヒトの〔生体エネルギーのフィールド〕なのだ、と実感します。

と同時に、この時の「私がすべて、すべてが私」感覚は、私たちがまだ受精卵であった時の知覚認識、とも言われます。

なにもかも未分化で、完璧な〔ひとつ〕であった受精卵の記憶は、私たちの脳の奥深くに残されています。そこに、今の私が、近づいていくわけですね。

こうして、ふだんの〔個体でいる意識〕は極限まで薄まり、〔いのちの現われとして、いま・ここに息づいている〕感覚がやってきます。

〔意志〕も〔願い〕も、すでにありません。

気がつくと呼吸は、深く鎮まり、長い〔マ〕が生まれ、その豊かさを味わう〔いのち〕だけが、ありありといます。

生ある者の究極の休息、と言えましょう。

仏教が目指す「涅槃」という言葉は、永遠の平和、最高の喜び、安楽の世界を現します。風が炎を吹き消すように、自我、エゴの炎が消えた状態です。

いつもそうした状態でいることは、とてもムリですが、〔ニュートラル〕に落ち着いた時の感覚は、この「涅槃」に近い状態です。

そこで、これを「プチ涅槃」と呼ぶヒトたちもいます。

〈3〉〔ニュートラル〕になる

〔ニュートラル〕を会得するためには練習が必要です。〈（レシピ17）瞑想は生の休息〉で述べたように、気軽に、気長に、続けていくうちに、状態が安定し、感覚や醍醐味が深まって行きます。本書の最後に、〔ニュートラル〕をガイドし、〔いのち〕への旅をご一緒しましょう。

骨盤を立てて、椅子か畳に坐ります。

お尻の下に厚めのクッションか座布団を入れると、ラクに骨盤が立つでしょう。

上半身の重みをすべて、お尻の下にある二つの坐骨に預けます。

すると、背骨は気持ち良く伸びたまま、肩や首から力が抜けます。

この状態で、坐骨や足の裏、つまり、からだの最下部を感じます。

最下部が、しっかりと大地に支えられているのをイメージしてください。

そのイメージがリアルになったら、今度は、〈丹田〉に意識を向けましょう。

〈丹田〉は肛門から少し上、股関節を結ぶラインの中央、女性なら子宮の中心です。

そこから、背骨の前面を通って、ハートの中心に進み、さらに背骨の前面を上昇して、眉間の奥、アタマの中心を感じ、そこから頭頂へとつながる一本の軸を感じてください。

上に伸びる軸ができたら、ふたたび丹田に意識を戻し、今度は、丹田からまっすぐ下へと軸を伸ばして行きます。

床を突き抜け、地中に入り、地球の中心に向かって、まっすぐ軸を伸ばして、母なる大地とつながります。

軸のイメージが、地球の中心まで届いたら、そこに留まって、その時のからだを感じて見ましょう。

大地とのつながりは、心とからだに、絶対的な安堵感をもたらします。

「私は大丈夫」という感覚。

からだから、要らない緊張が、すべて抜けていきます。

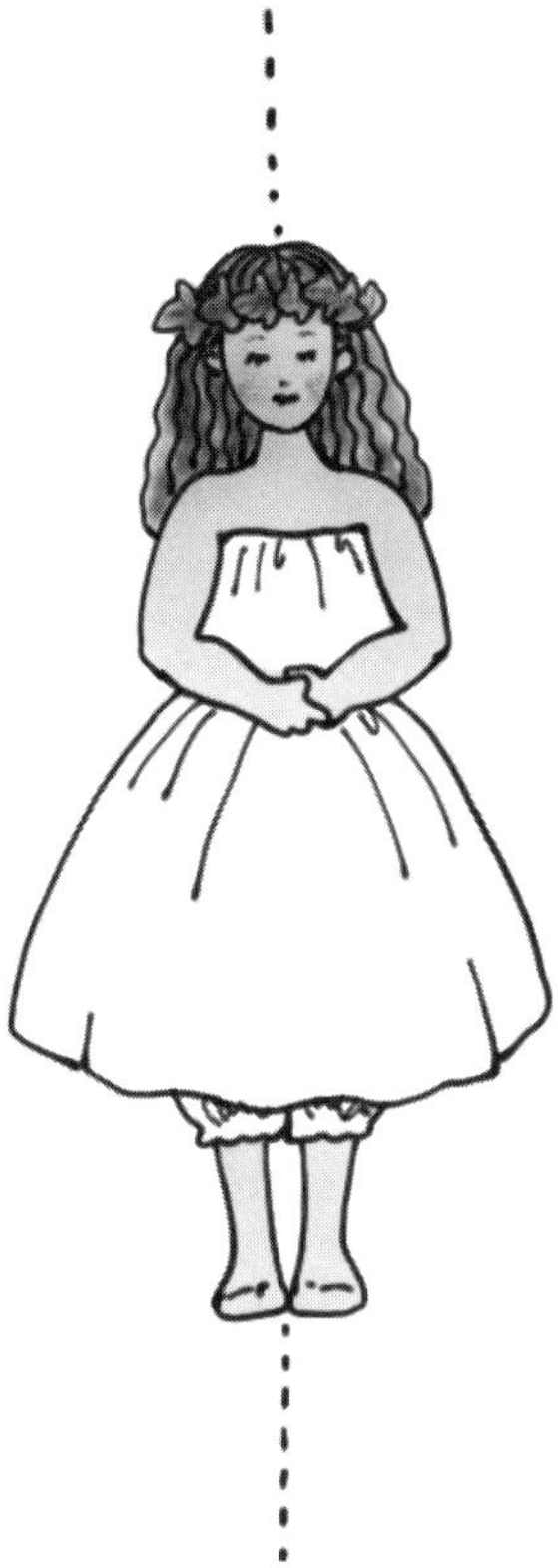

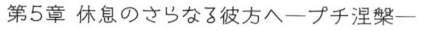

地球とつながったら、今度は軸を上へ、上へと戻っていき、からだの軸を上って、頭頂からまっすぐ上へと軸を伸ばして行きます。天井を突き抜け、屋根を突き抜け、空中に昇り、天の中心に向かって、どんどん軸を伸ばし、父なる天とつながります。

天の中心まで届いたら、そこに留まって、その時のからだを感じて見ましょう。

天とのつながりは、心とからだに、自由をもたらします。すっかり解放された感覚。

からだは、緩んで、楽々と拡がります。

宇宙的なリラックス感を味わったら、再び軸を下へとたどり、からだのなかの軸に戻ってきます。

そして、軸と、その周囲のからだ内部に注意を向けます。

からだ内部から皮膚全体へと、知覚を拡げて行きましょう。

全身の皮膚をくまなく感じたら、今度は、全方向にわたって皮膚から1センチ外側の空間を感じます。

このあたりで、ぼんやりと眼を開けてください。

何かに焦点を合わせずに、ぼやんと全体を見ます。

からだの後ろ側を感じにくい方は、自分から後ろへ3メートルほど離れたところで、自分を見ている〔もう一つの眼〕を作ってください。その眼に、後ろ側を感じてもらいます。

1センチ離れた全方向の空間を感じ取ったら、3センチ、5センチ、10センチと、徐々に空間を拡げて、順々に感じ取っていきます。

さらに、30センチ、50センチ、70センチ、1メートルと、空間を拡げて、感じ取ります。

自分の意識領域が拡がっていく感覚を、しばらく味わいます。

アタマがぼーっと緩んで、まるで脳が周囲に拡がっていくようです。

呼吸は、無理なく鎮まり、深まり、からだ全体に豊かな感覚をもたらします。

「拡がった空間」をしばらく味わったら、また、自分のからだに意識を戻して行きます。

その時からだは、どんな感じでしょう？

呼吸は、どんな感じでしょう？

軸は、天地としっかりつながっていますか？

意識を、軸から天地へつなげた後、さらに、そこから全方向へと知覚を拡げて行きます。

限りなく天地に伸びた軸の周囲から、知覚はからだを超え、周囲へ拡散して行きます。

同時にからだも感じて見ましょう。今ある呼吸を、味わいましょう……。

なに　おもうことなく
ひとりでに
なされる息のうごきに
なにおもうことなく
意識むけると
そこにある　とわの楽園

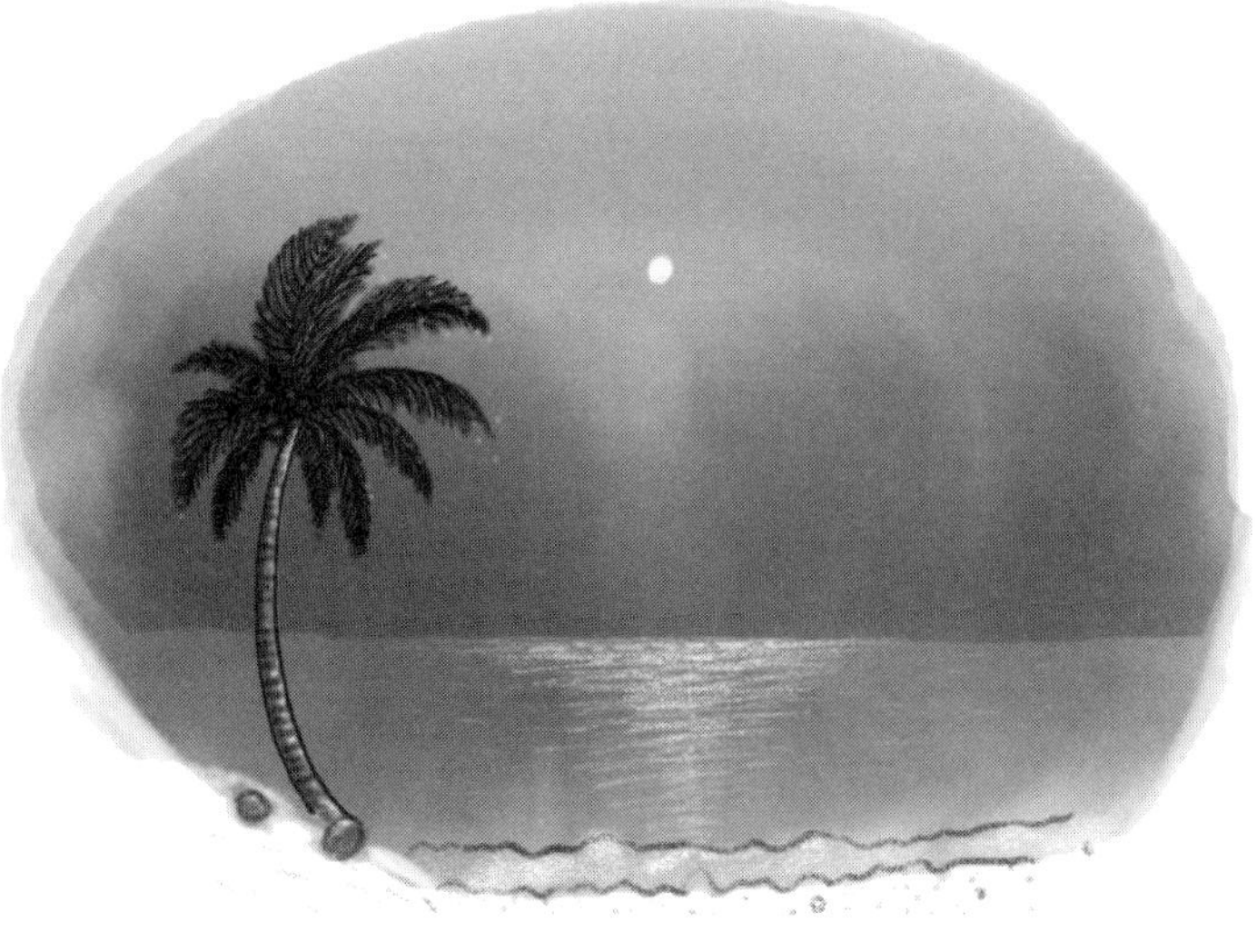

おわりに

尊敬する機能解剖学の師匠が、「ヒトって、呼吸と歩行に関しては、いつも無意識なままなんだよなー。からだがたくさんの機能で守ってくれているから、息ができなくなったり、歩けなくなったりすることは、殆どないからなー。でも、〈気持ちよく呼吸できること・気持ちよく歩けること〉が、人間の健康の土台なんだよ」とボヤイテいたことがあります。

私自身、自分のからだで試し、たくさんの方々のからだと出会うことで、師匠のボヤキの意味を実感しました。

暮らしのなかで、私達の意識は、ほとんど「外」を向いています。ヒトに対して、社会に対して、どうすると、どう思われるか、どう見られるか……。

それは、オトナとして大切なことではありますが、そればかりでは、「私のからだ　私の息」は、見捨てられ続けます。見捨てられ続けたからだは硬く固まり、息は浅くなり、その状態からは、硬直した思考や感情しか生まれてきません。

モッタイナイ！　ことですね。

「私のからだ　私の息」という、今ここで起こっている「内側のできごと」に、意識さえ向ければ、後はちょっとしたケアだけで、ごく素直に気持ちの良さが生まれてきます。気持ちの良さは、「外」に向う意識に反映されて、新しい現実を生み出します。

なるほどね！　と、味を占めれば、またやってみたくなります。

すると、「外に向ける意識」と「内に向ける意識」が、スムースに循環し始めます。

こうしたことをヒトと分け合いたいと思うのは、私自身がもともとチョー緊張症で、「外」に対して過敏過ぎたせいかもしれません。しかし長い年月をかけて、「内側に意識をシフトすること」「からだを緩めること」「息を休めること」を学び体験しつづけた結果、チョー緊張症が消えたわけではありませんが、そんな自分を許して眺めていることが出来るようになり、私はとても助かり、人生の感覚が豊かになりました。

「からだと息の体験」の奥は深く、私はまだ、その途上にいて、この本を書きました。未熟な部分や、伝え切れていない部分も、多々あると思います。新たな発見のために、この本に対する皆様のご意見を、お聴かせいただけたら嬉しいです。

レシピを正しく理解し、ご自分でも実践し、文章をはるかに上回る豊かさで絵にしてくださった福井ちみこさん、どうもありがとう！　適切なアドバイスで構成を導いてくださった編集の佐藤友香さん、どうもありがとう！　読みやすくて楽しいレイアウトをしてくださったデザイナーの大口裕子さん、どうもありがとう！

そして、「息」への旅に、最後までつきあってくださった読者の皆様、どうもありがとう！

松本くら

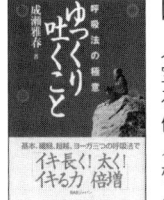

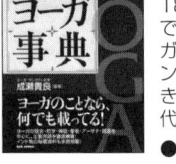

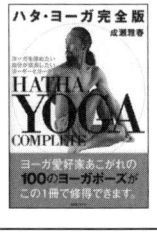

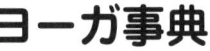

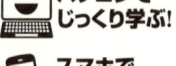

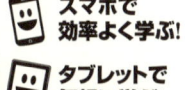

著者: **松本くら** Kura Matsumoto

1958年横浜生まれ。ボディワーカー・ヨガティーチャー。東京大学文学部卒業後、からだとこころのバランスに関心を持ち、日本及びインドでヨガを学ぶ。その後、エサレンボディワーク、クラニオセイクラル、機能解剖学などの各種ボディワークから〔健やかなからだ〕へのアプローチを学び、現在それらの個人セッション、ヨガ教室、スクールを展開。著書に〔プレヨガで「あなたのヨガ」をはじめよう〕(BABジャパン)、〔肩コリ解消六十四通り〕(ブルーロータスパブリッシング)、監修書に〔ヨガボディ〕(ガイアブックス)がある。エサレンボディワーク認定プラクティショナーインターナショナルクラニオセイクラルバランシング協会認定プラクティショナー。バイオダイナミッククラニオセイクラルセラピスト。AIAHS認定アロマテラピスト。日本エステティック協会認定フェイシャルエステティシャン

タメイキは
最高のゼイタク♥
HAPPYな毎日を送るための
呼吸法

休息のレシピ

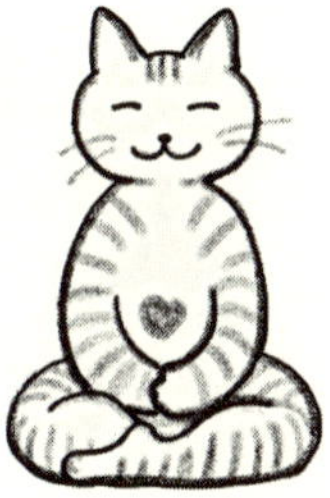

2017年10月3日　初版第1刷発行

著　者　松本くら
発行者　東口 敏郎
発行所　株式会社ＢＡＢジャパン
〒151-0073 東京都渋谷区笹塚 1-30-11 4F・5F
TEL　03-3469-0135　　FAX　03-3469-0162
URL　http://www.bab.co.jp/　E-mail　shop@bab.co.jp
郵便振替 00140-7-116767
印刷・製本　株式会社　暁印刷

ISBN978-4-8142-0081-8 C2077

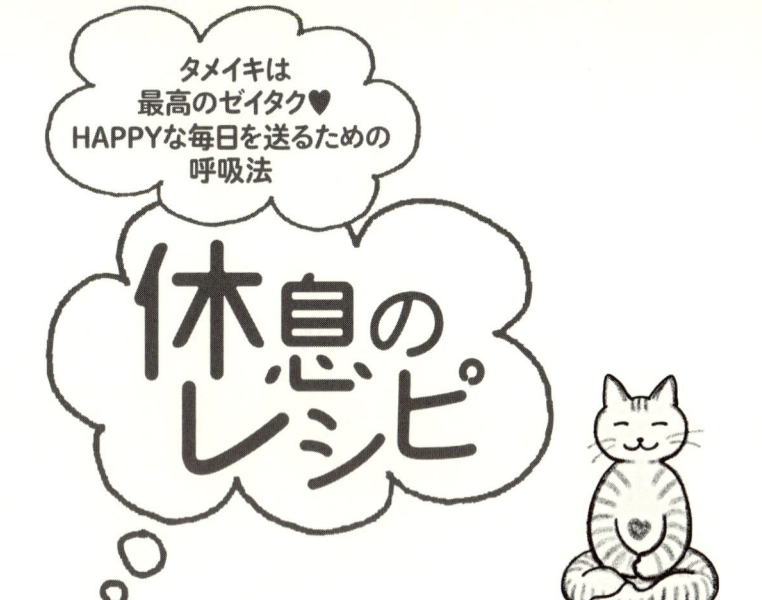

■Cover Design／梅村昇史
■Illustration／manaTee Chimiko（マナティー ちみこ）
■DTP Design／大口裕子